Vécu et résilience des enfants diabétiques en Guinée

Témoignages sur des vies marquées par l'irruption du diabète

Sous la direction de
Pr Naby Moussa Baldé

Vécu et résilience des enfants diabétiques en Guinée

Témoignages sur des vies marquées par l'irruption du diabète

L'Harmattan

5-7, rue de l'École-Polytechnique, 75005 Paris

http://www.editions-harmattan.fr

ISBN : 978-2-343-24794-6
EAN : 9782343247946

Sommaire

Préface 11

Introduction 15

Témoignages des enfants diabétiques 23

Diabète et travail : Quolibets et exclusion de la vie professionnelle 25

De l'âge de 5 ans à 24 ans, 20 ans de lutte avec le diabète 27

Souffrance et solitude intérieure face au diabète 31

Être père d'une jeune diabétique en Guinée 37

Pauvre et atteint de la « maladie des patrons », résilience face au diabète. 41

Sorcellerie, indigénat et diabète. Je n'aurais plus la possibilité de faire tout ce que j'aimais 45

Premiers pas d'une jeune avec le diabète, une nouvelle vie avec mes insulines 47

Quand la séparation des parents complique la vie 51

Poésie : À la recherche du vivre ensemble 52

Croyances de santé et mère courage 55

Coma enfant diabétique, CODE 4051 de l'Unité régionale de diabétologie de Kankan 59

Des rêves de médecin à l'atelier d'électricité-automobile, comment j'ai construit mon bonheur d'autonomie 61

Enfance, croissance et apprentissage volés par le diabète 65

La honte d'être stigmatisée du fait de sa petite taille a empêché ma sœur de réaliser ses rêves 67

Tribulations autour du diagnostic et des premiers soins du diabète 69

Je n'ai pas le même régime alimentaire que les autres enfants 73

Quand les aliments sucrés deviennent synonymes d'interdits et de dissimulation 75

Mon frère, privé de bagarres, doit bien manger pour résister aux injections 79

Solitaire avec le diabète à l'école et exclue de la pratique d'activités physiques 81

Vivre avec une sœur diabétique 83

Diabétique à deux ans, comment surmonter la peur des parents 88

A six ans, mon diabète au quotidien 87

Donnée pour morte, ma survie tumultueuse avec le diabète 93

Le bonheur d'un séjour éducatif avec d'autres enfants diabétiques 101

Le diabète me donne la paresse, la fatigue, la transpiration 105

Quand le diabète conduit à la gestion secrète de mon statut 109

Témoignages des soignants 113

Retard diagnostique et poids de la maladie chronique sur un jeune 115

Le diabète ne doit pas être un prétexte pour discriminer 117

Impact émotionnel et social du diabète 121

Mon engagement/combat aux côtés des enfants diabétiques et leurs familles 123

Partie Éducative du livre 127

Pour répondre à quelques soucis soulevés dans le livre : cause du diabète, alimentation, hypoglycémie, mariage, travail, isolement 129

Préface

Le vécu de la maladie, au-delà des défis de l'accès aux soins et de la qualité des soins

Ce livre de témoignages d'enfants et de soignants touche à une part importante de l'exercice de la médecine : la qualité de vie des personnes. Il met en lumière au-delà des défis de l'accès aux soins et de la qualité des soins, les soucis liés au vécu de la maladie.

L'histoire de l'offre de soins du diabète de l'enfant est relativement récente en Guinée et doit beaucoup au partenariat Changer l'avenir des enfants diabétiques (CDiC).

Ce défi de l'accès aux soins pour les enfants diabétiques a été engagé il y a dix ans sur initiative des Laboratoires Novo Nordisk, dans la cadre du Partenariat « CDiC » signé avec la Ministère de la Santé de la République de Guinée. Dans le cadre de ce partenariat, des activités de renforcement de capacités ont permis de greffer sur une offre de soins principalement tournée vers l'adulte un accès à des soins de qualité pour les enfants. Ceci a permis de former des centaines de professionnels de la santé, de développer une expertise pédiatrique, d'apporter les équipements nécessaires au suivi et le médicament indispensable au maintien en vie de ces enfants : l'insuline. Il est bien regrettable en effet que 100 ans après la découverte de l'insuline des enfants meurent encore faute d'accès au diagnostic du diabète et parfois à ce médicament vital qu'est l'insuline. Les résultats de ce bel exemple de partenariat parlent pour eux-mêmes : on passe de 44 enfants recensés en 2009 tous à Conakry, à 975 enfants suivis actuellement à travers tous les hôpitaux régionaux de la Guinée, de l'absence de professionnels de la santé, médecins et infirmières, spécialisés dans le diabète de l'enfant à la constitution d'une équipe, y compris de pédiatres, dont l'expertise reconnue a permis la mise en place d'une Licence qui accueille aujourd'hui en formation des professionnels d'autres pays ; d'enfants et de familles vivant dans l'angoisse de ne pas disposer du médicament vital à des jeunes diabétiques devenus leadeurs, qui ont dominé le diabète au point de se tourner vers leur communauté pour aider à combattre la maladie notamment à travers le plaidoyer et l'éducation. Incontestablement notre pays a fait du chemin, mais le chemin restant à faire est tout aussi important. Beaucoup d'enfants, mais également d'adultes, sont déplacés vers les grands centres urbains de la Guinée et Conakry la Capitale, voire à l'étranger, pour avoir un accès effectif aux soins de qualité auxquels ils ont droit.

Cette qualité des soins inclut la gestion des hypoglycémies, pendant indissociable de l'usage de l'insuline, qui inquiètent les enfants exposés à leur risque dans un milieu, éducatif et parfois même familial, peu apte et peu préparé à apporter les réponses appropriées, au point que les enfants décident de réduire leur traitement, et de rester en « hyperglycémie de sécurité » potentiellement génératrice de complications futures.

Ce livre prolonge une conférence tenue par un groupe de jeunes personnes diabétiques en Guinée. Ce recueil de témoignages montre différents aspects du vécu de jeunes personnes dont les vies ont été marquées par l'irruption du diabète. Qui mieux que les personnes elles-mêmes, leurs familles et leurs soignants pour rapporter le vécu avec le diabète, ce compagnon imprévu et inséparable de toute une vie, et révéler les défis inimaginables que ces personnes doivent surmonter au quotidien du fait du diabète. Je voudrais les remercier d'avoir accepté de se livrer y compris sur les souffrances les plus intimes pour ouvrir nos yeux à une souffrance à côté de laquelle nous passons sans même nous en rendre pleinement compte. Ces récits dégagent beaucoup d'énergie, ils témoignent de la force déployée par les enfants pour sortir du repli sur soi, de la honte indue d'avoir le diabète. Heureusement, la plupart des enfants diabétiques ont su surmonter le diabète, maintenir leur trajectoire de vie et faire aboutir leurs rêves.

Ces tranches de vie montrent les défis concrets qu'impose la maladie avec son lot de préjugés et d'incompréhensions. Elles illustrent aussi la capacité de résilience de ces enfants et de leurs familles. Vous lirez dans ce recueil les tribulations du diagnostic, la difficulté à accepter la maladie autant de la part des enfants que de leurs familles, l'interprétation erronée des épisodes d'hypoglycémie, baisse de sucre consubstantielle du traitement par insuline.

Le partage d'une partie du vécu de ces enfants laisse des traces, transforme. Assurément on n'en sort pas indemne, comme relaté par certains soignants qui témoignent ici de la transformation de leur vie ou de leur regard sur le diabète à tout le moins. Des drames se sont joués sous le regard, et parfois à l'insu, des soignants en dépit de tous leurs efforts pour entrer en dialogue avec les enfants et leurs familles. On découvre l'irruption des défis de notre société et leur résonnance particulière dans la vie de ces jeunes personnes, autant sur les questions de l'école, du mariage que du travail. Avec leur lot de blessures narcissiques, de perte de confiance en soi voire de dignité.

Notre société se doit de ne laisser personne au bord de la route. Notre solidarité doit atténuer, à défaut de les effacer, les souffrances de nos concitoyens. Chacun selon sa perspective et sa compréhension.

La Fondation Diabète MNT et Harmattan Guinée sont coéditeurs de ce recueil de témoignages. Nous espérons que ce livre va contribuer au-delà de la prise de conscience à tracer des pistes de solutions pour réduire la souffrance. Le manque d'information sur la réalité du diabète de l'enfant, de sa cause et des moyens de son traitement explique en partie les drames vécus par les enfants et leurs familles. C'est ainsi qu'à la fin du livre nous avons ajouté une partie éducative pour tordre le cou à certains préjugés ou représentations erronées.

Puisse ce livre contribuer à faire évoluer le regard de notre société sur le diabète pour arrêter la souffrance indue et relever les défis de l'accès aux soins de qualité et de la prévention du diabète.

Pr. Naby Moussa BALDÉ

Introduction

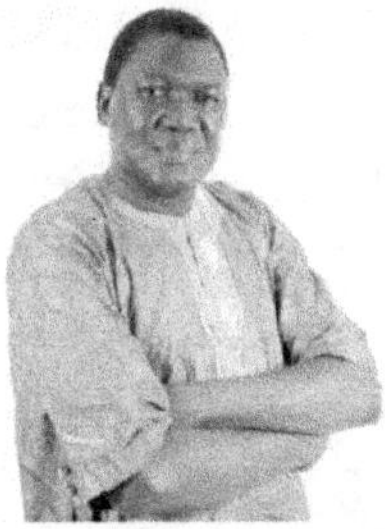

Dr Moustapha Kouyaté, pédiatre.

L'histoire du diabète en Guinée n'est pas une histoire longue, mais elle est déjà belle et exaltante. En effet, bien avant les années 90, le diabète existait en Guinée, mais il était considéré comme une maladie rare, voire marginale réservée aux riches, aux Européens ou encore aux gros mangeurs et sédentaires etc. Seuls quelques médecins généralistes le prenaient en charge… C'est en 1996 que les choses commencent à bouger et même à évoluer rapidement avec le retour au pays du premier spécialiste d'endocrinologie-diabétologie-maladies métaboliques. Ce dernier décide de prendre le taureau par les cornes et commence par créer une unité de diabétologie, la première du pays, au sein du service de médecine générale de l'hôpital national de Donka où il travaillait. Les patients diabétiques ont dès lors un point de chute vers lequel ils peuvent se diriger pour bénéficier des soins appropriés, des conseils et de l'éducation thérapeutique. Le succès de l'unité est immédiat, le nombre de malades augmente rapidement et l'unité est vite débordée. La création en 1998, en lieu et place de l'unité de diabétologie, d'un service de diabétologie, d'endocrinologie et maladies métaboliques avec son personnel dédié, accroît les possibilités du service et permet l'extension des activités de prise en charge vers l'intérieur du pays d'où venait une partie importante des malades, histoire de rapprocher les centres de soins des malades. C'est dans cette logique que les unités de diabétologie de Labé, Kankan, Mamou, N'Zérékoré et Faranah voient successivement le jour. Parallèlement, des formations sont organisées à l'intention de tous les types de personnels : médecins, infirmiers, biologistes etc. Ces formations ont pour but de familiariser les soignants du diabète avec les différents aspects de la prise en charge de la maladie, allant du diagnostic à la pratique d'une éducation thérapeutique personnalisée et à la prévention en passant par les traitements médicamenteux et hygiéno-diététiques.

Au fil des années, le nombre de diabétiques augmente très rapidement ; le service de diabétologie devient l'un des plus grands services du CHU et sans aucun doute le plus dynamique. Cette évolution rapide n'est d'ailleurs pas sans rappeler les cris d'alarmes que les sociétés savantes internationales (IDF, ISPAD etc.) ainsi que l'OMS lancent sans cesse depuis quelques années concernant la forte recrudescence en cours du diabète et des autres maladies métaboliques, recrudescence assimilée à une véritable épidémie à laquelle le monde entier se trouve exposé.

Il faut noter que ces alertes et autres mises en garde de l'OMS et des sociétés savantes ne visent pas seulement le diabète de type 2 (DT2), elles concernent également le diabète de type 1 (DT1). En effet, quoique moins fréquent et moins connu que le DT2, le diabète de type 1 connait aussi une très forte progression au niveau mondial et nos pays en développement, loin d'être épargnés, sont considérés comme pouvant connaitre les plus rapides et les plus grosses explosions de cas.

Mais qu'est-ce que le diabète ?

Le terme diabète sucré désigne une maladie caractérisée par un taux de sucre élevé dans le sang de façon chronique. Le diabète perturbe aussi certaines réactions chimiques au niveau des protéines et des matières grasses, toutefois le dérèglement du métabolisme des glucides (sucres) est l'aspect le plus connu et le plus important de ce trouble métabolique (1).

Il existe deux types principaux de diabète :

- Le diabète de type 1 et le diabète de type 2.

Le diabète de type 1 était anciennement appelé diabète juvénile, car il est de loin le plus fréquent chez l'enfant. Cependant, on peut retrouver le diabète de type 2 chez l'enfant et le diabète de type 1 chez l'adulte. Le diabète de type 1 a aussi été nommé diabète insulino-dépendant, car il requiert absolument de l'insuline comme traitement. Le DT1 se caractérise par une destruction totale des cellules bêta du pancréas qui produisent normalement l'insuline. Cette destruction se traduit donc par l'arrêt de toute production d'insuline.

La cause de la destruction des cellules bêta du pancréas provient d'une attaque d'origine auto-immune, c'est-à-dire que le système immunitaire de la personne diabétique détruit ses propres cellules bêta, celles qui produisent l'insuline. Cette attaque auto-immune survient plus souvent chez des individus porteurs de certains gènes qui les prédisposent à devenir diabétiques.

Le diabète de type 2 était appelé anciennement diabète de la maturité car il survient majoritairement chez l'adulte. Il est habituellement traité par une médication orale d'où le nom de diabète non insulino-dépendant. Mais, comme à l'occasion, il peut être traité par de l'insuline, cette appellation a été abandonnée.

La survenue de DT2 est liée à deux problèmes. D'une part, les cellules du pancréas sécrètent de l'insuline en quantité inappropriée au regard des besoins de l'organisme ; d'autre part, les cellules du corps développent une résistance à l'action de cette insuline. Les personnes qui en sont atteintes sont en général des adultes, plus souvent obèses.

Depuis le début des années 1990, L'Organisation Mondiale de la Santé (OMS) et ses partenaires dans différents pays du monde ne cessent de tirer la sonnette d'alarme afin de promouvoir une santé, un bien-être social et une qualité de vie optimaux pour tous les enfants, adolescents et adultes atteints de diabète dans le monde. A l'issue de plusieurs rencontres, les partenaires ont réaffirmé à l'unanimité, concernant le diabète de l'enfant et de l'adolescent, leur engagement à œuvrer pour :

1. rendre l'insuline disponible pour tous les enfants et adolescents diabétiques ;
2. réduire le taux de morbidité et de mortalité des complications métaboliques aiguës ou des diagnostics manqués liés au diabète sucré ;
3. rendre les soins et l'éducation adaptés à leur âge et accessibles à tous les enfants et adolescents atteints de diabète ainsi qu'à leurs familles ;
4. accroître la disponibilité d'équipements appropriés d'autosurveillance urinaire et sanguine pour tous les enfants et adolescents atteints de diabète ;
5. développer et encourager la recherche sur le diabète chez les enfants et les adolescents à travers le monde ; et
6. préparer et diffuser des directives et des normes écrites pour le traitement à l'insuline, la surveillance, la nutrition, les soins psychosociaux et l'éducation pratiques et réalistes des jeunes patients diabétiques et de leurs familles, en soulignant le rôle crucial des professionnels de la santé, et pas seulement des médecins, dans ces tâches à travers le monde.

C'est cet engagement que la firme Novo Nordisk a sans doute mis en pratique avec des partenaires dont la

Fondation Mondiale du Diabète (World Diabetes Foundation – WDF -), la Société Internationale pour le diabète de l'enfant et l'adolescent (ISPAD), le Laboratoire ROCHE ainsi que l'Etat guinéen et l'association guinéenne d'éducation et d'aide aux diabétiques (AGEAD). Cinq pays africains dont la Guinée ont été les premiers bénéficiaires de ce « partenariat public – privé » appelé : « Changing Diabetes in Children program (CDIC) » soit en Français : « Changer l'Avenir des Enfants Diabétiques ». Le CDIC est un ambitieux programme qui reprend à son compte tous les paramètres d'une prise en charge appropriée du diabète chez les enfants et adolescents, à savoir :

1. Le renforcement des infrastructures et équipements des structures sanitaires recevant les enfants diabétiques
2. La formation des professionnels des soins à tous les niveaux pour une prise en charge complète du diabète de l'enfant notamment au cours de colonies de vacances organisées 2 fois par an en faveur des enfants
3. La dispensation gratuite de l'Insuline ainsi que des glucomètres, bandelettes de glycémie et de glycosurie à tout enfant diagnostiqué avec un diabète de type 1
4. L'éducation thérapeutique assurée pour chaque enfant et ses proches
5. L'ouverture d'un registre de diabète au sein du pays et sa mise en réseau avec les autres pays et centres
6. Le suivi de l'évolution des apprentissages et des résultats obtenus

En Guinée, la mise en œuvre pratique et intégrale des activités prévues dans le programme CDIC a permis d'engranger des résultats qui se passent de commentaires. En dix ans, le programme a obtenu les résultats suivants :

- 877 professionnels formés

- 975 enfants diagnostiqués
- 9 cliniques de prise en charge du diabète de l'enfant créées
- 8 camps de vacances ''écoles du diabète '' organisés pour environ 400 enfants
- 3522 séances d'éducation thérapeutique réalisées
- 19 200 flacons d'insuline distribués aux enfants et adolescents diabétiques

Comme premier Pédiatre Endocrinologue de la Guinée, formé à Rennes en France et à Lagos au Nigeria, j'ai intimement pris ma part à cette belle aventure qui se poursuit et qui a contribué à la mise en place de l'unité de diabétologie Pédiatrique et la Licence Diabète Nutrition et Promotion de la Santé de la Faculté des Sciences et Techniques de la Santé de l'UGANC dans laquelle nous partageons les expériences acquises dans un transfert de compétences dans lequel s'investissent apprenants, collègues et amis du Sénégal, de la Côte d'Ivoire, du Bénin, de la RDC, du Cameroun, du Mali, de la France et de la Suisse.

Aujourd'hui, notre pays enregistre des cas de diabète néonatal diagnostiqués loin de Conakry, la capitale, par des équipes formées et expérimentées. Malgré tout, il persiste une grande disparité d'accès aux soins et de qualité de soins.

C'est avec beaucoup d'émotions que je participe à la présentation de ces témoignages d'enfants et de leur famille, exemples de résilience.

L'expérience se poursuivant, le moment est venu de faire face aux nouveaux défis qui s'annoncent comme celui d'une implication plus active de l'État, l'amélioration continue de la qualité des ressources humaines et de celle des soins en vue d'uniformiser la qualité de la prise en charge sur tout le territoire national.

C'est le lieu de rendre hommage et de remercier tous ceux dont l'implication et les actions généreuses et courageuses ainsi que le don de soi ont permis d'arriver à ces résultats et de faire avancer ainsi la cause du diabète dans notre pays. Nos pensées vont notamment à Novo Nordisk, la WDF, l'ISPAD, la fondation Roche, le Ministère de la santé, les enseignants guinéens, sénégalais, français et suisses de la Licence Professionnelle Diabète Nutrition et Protection de la Santé, la FSTS et l'UGANC. Que tous trouvent ici l'expression renouvelée de notre amitié et de notre gratitude.

TÉMOIGNAGES DES ENFANTS DIABÉTIQUES

Diabète et travail : Quolibets et exclusion de la vie professionnelle

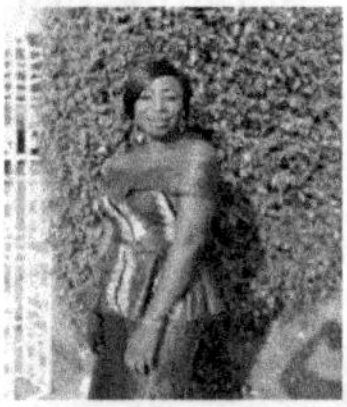

Kadiatou KABA, âgée de 27 ans originaire de la préfecture de kissidougou en région forestière, mon diabète a été découvert en 2007

Je suis Kadiatou Kaba âgée de 27 ans, originaire de Kissidougou. Mon diabète a été découvert en 2007. Tout a commencé il y a 13 ans, j'étais heureuse et prête à affronter les défis du futur, mon rêve était de finir les études, travailler et soutenir mes chers parents.

Mais hélas, je suis diabétique, et dans ma société être diabétique c'est ne pas pouvoir étudier comme les autres enfants, oui et oui j'ai été victime de stigmatisation à l'école et voilà ce qui m'arrivait souvent, mes amis me disaient « Könö Mani » parce j'avais toujours le ventre ballonné.

À Kissidougou (ville située en région forestière), j'ai eu du mal à m'intégrer, je faisais souvent des hypoglycémies, mes parents, dans le souci de traiter ma maladie, m'ont donné des produits traditionnels et finalement j'ai été évacuée à Conakry ou le pire m'attendait. À l'Université, de par mes récurrentes hypoglycémies, mes amis(es) me fuyaient et ne me considéraient pas comme l'une des leurs, c'est dans cette atmosphère de rejet et de stigmatisation, que j'ai pu, par la grâce de Dieu et le soutien de ma tante de Tombolia, finir les études.

Diplômée en banques et assurances, je n'arrive pas à trouver du travail. Parce que je suis diabétique : lorsque j'ai eu mon premier stage dans une banque de Conakry, comme toujours j'ai fait une hypoglycémie et mon employeur sans connaître les informations sur le diabète, a arrêté mon stage, mais je ne savais pas qu'être diabétique signifie ne pas pouvoir travailler ou perdre son emploi.

Je ne savais pas qu'être diabétique pouvait m'empêcher d'avoir une vie professionnelle épanouie. Imaginez qu'on nous traite comme « Mötö » ! Pourtant les médecins nous rassurent qu'un diabétique peut travailler parce que le diabète n'est pas une fatalité.

— Oui nous sommes diabétiques, mais nous ne sommes pas malheureux.

— Oui nous sommes diabétiques, mais personne n'est mieux que nous.

Vous qui m'écoutez aidez-moi à trouver une solution.

De l'âge de 5 ans à 24 ans, 20 ans de lutte avec le diabète

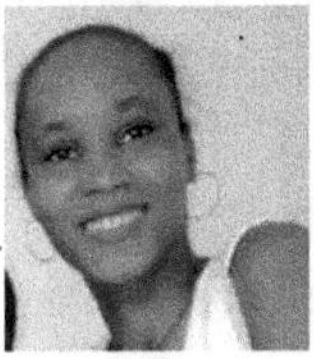

Bilguissa BALDÉ, fille âgée de 24 ans, résidente à Conakry, elle vit avec le diabète du type 1 depuis le 24 juin 2002. Elle est young leader saine au sein de la fédération internationale du diabète (IDF)

Je suis Bilguissa BALDÉ, j'ai 24 ans. J'habite Conakry et vis avec le diabète de type 1 depuis le 24 juin 2002, ce qui me fait donc 18 années avec la maladie.

Ayant eu le diabète à mon jeune âge, je n'avais que 5 ans, mes parents faisaient mes injections d'insuline et veillaient à ce que j'aie mes repas à des heures fixes. J'imagine que cette absence d'indépendance était très pénible pour moi.

Mais le plus difficile pour moi dans la gestion au quotidien de mon diabète était les restrictions et interdits alimentaires. Manger le riz m'est interdit. En lieu et place du riz, je me nourris de fonio, de pain et de crudités. Je me rappelle d'un jour, je m'étais cachée pour manger du riz, et ce jour j'en avais vraiment beaucoup mangé, cela m'a entrainée dans un coma hyper glycémique dont la cause a été le fait d'avoir mangé du riz alors que je n'avais pas pris et ajusté mes doses d'insuline. Cet épisode avait conduit à plus de restrictions alimentaires jusqu'à ce que je fasse des hypoglycémies sévères.

Sur le plan de l'accès à l'insuline, c'était aussi pénible pour moi et mes parents, car quelquefois, même avec de l'argent, l'insuline n'était pas disponible dans les pharmacies.

L'arrivée du projet Changing Diabetes in Children (CDiC) en Guinée, a eu un impact positif sur la gestion de mon diabète. Avec l'arrivée du CDiC, j'ai non seulement un accès gratuit à l'insuline, ce qui est un réel soulagement pour mes parents, mais je me suis vue entourée d'une équipe de professionnels de santé compétents à mon écoute. Au-delà de l'accès à l'insuline et aux professionnels de santé qualifiés, c'est la rencontre d'autres jeunes comme moi vivant avec le diabète lors des sessions d'éducation et surtout lors des camps qui m'a aidé.

Sur le plan scolaire, j'ai dû surmonter également des difficultés : À l'école, ce n'était pas facile pour moi. Quand mon père informe mes instituteurs que j'avais le diabète, beaucoup de mes amis refusaient de s'asseoir à mes côtés, ce qui m'affectait beaucoup. Mais malgré cette discrimination, je ne me suis pas découragée avec les sages conseils de mon médecin d'alors qui me rassurait que, malgré le diabète, je devais bien étudier et devenir quelqu'un dans la vie.

Aujourd'hui j'ai fini mon premier cycle universitaire de Licence en Biochimie. Mon rêve était d'être médecin, mais l'Université de Conakry n'orientant pas dans ce département en ce moment, j'ai choisi la biochimie par défaut et depuis je nourris l'ambition de devenir biochimiste et de travailler dans un laboratoire de biochimie. Avec le soutien de mon association diabétique j'ai eu la chance d'être un young leader saine au sein de la fédération internationale du diabète (IDF), où j'ai eu plus de formation et de courage, donc je me suis plus engagée dans le soutien aux personnes vivantes avec le diabète à travers les activités de l'Association Guinéenne d'Éducation et d'Aide aux Diabétiques (AGEAD) et lors des sessions d'éducation et camps du CDiC, ce qui fait qu'aujourd'hui avec mes frères et sœurs diabétiques nous avons réussi à former une équipe qui nous permet de travailler en solo avec tous les jeunes diabétiques de la Guinée à travers nos initiatives éducatives , de sensibiliser les autres plus jeunes diabétiques en allant jusque dans leurs familles pour s'enquérir de leurs nouvelles et expliquer aux membres de la famille comment il faut gérer le diabète pour leur permettre d'avoir une vie plus heureuse, je ne dirais pas meilleure, mais moins risquée, c'est pourquoi nous sommes devenus aujourd'hui des jeunes combattants dans la lutte contre le diabète en Guinée.

Souffrance et solitude intérieure face au diabète

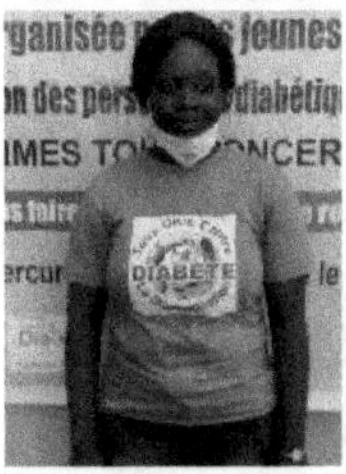

Aïssatou DIALLO, fille diabétique âgée de 23 ans. Elle nous relate sa solitude et sa souffrance face à son diabète.

Je m'appelle DIALLO Aïssatou née le 3 octobre 1997 à Conakry précisément à l'hôpital de Donka. Par mon rang de naissance, je suis au 5eme après 4 garçons tous bien portants et j'ai derrière moi la benjamine de mon père et de ma mère.

Je suis enfant diabétique et pratiquement la seule à être affectée par cette maladie dans la famille ; c'est à l'âge de 16 ans que j'ai ressenti les prémisses de cette maladie qui était très rare sinon ignorée dans la famille.

Quand je faisais la 6ème année en 2010, je nourrissais le rêve de devenir diabétologue, vu que ma maman souffrait de cette maladie, et comme vous le savez il y en avait peu de diabétologues dans le pays. Je me souviens d'un de mes devoirs de maison où notre maitre nous a demandé de faire une lettre pour décrire ce que nous aspirions devenir dans le futur et moi j'ai écrit dans cette lettre ce que je voulais être et le pourquoi ?

J'ai mis la lettre sur la table à manger de notre salon, mon père est venu la prendre et la lire ; depuis ce jour il a commencé à m'appeler Docteur Aïssatou et ça me faisait beaucoup de plaisir qu'on m'appelle comme ça. Tout a commencé lorsque je faisais la 10ème année, je me suis levée un matin avec l'insomnie et je suis partie à l'école, à l'entrée de la cour j'ai rencontré ma camarade qui m'a vendu le pain et une bouteille de jus jam-jam, boisson locale à base de jus de gingembre, que j'ai bu et toute la journée je ne faisais que boire et uriner ; tout l'argent que j'avais avec moi n'a servi qu'à acheter de l'eau. Je suis rentrée à la maison malade, maman était déjà sortie, elle reviendra me trouver couchée à terre, très malade, elle m'a demandé de quoi je souffrais ? Je lui ai dit que je suis fatiguée et j'ai des flous visuels, que j'ai beaucoup bu de l'eau et trop uriné depuis le matin, connaissant bien les signaux de la maladie du diabète j'ai lu sur son visage sa peur, elle me demanda d'appeler mon papa, ce dernier était déjà au boulot, à son retour le soir il m'amena dans une clinique où le médecin a trouvé que la glycémie était de 3,45 g/dL, il a dit de m'envoyer à l'urgence de Donka, ensuite nous sommes rentrés à la maison, arrivés nous avions mis au courant ma mère et elle a failli faire une crise parce qu'elle connait les conséquences néfastes de la maladie, elle était inquiète pour moi, mais elle me disait de ne pas l'être, que ce n'est peut-être pas le diabète, c'est juste élevé ou ça ne fait que des signes et si je respecte le régime ça ira.

Et quant à moi, je ne faisais que pleurer, pleurer, pleurer et penser à ma vie : je me disais que j'allais mourir bientôt. J'ai complètement perdu l'espoir de la vie, ma maman lisait cela en moi et tentait de me rassurer en ces termes : ne t'en fais pas ma fille, toi-même tu vois que j'ai cette maladie ça fait dix ans, me disait-elle. Il suffit seulement de respecter le régime et de prendre normalement les produits rien ne va t'arriver tu te marieras et tu auras facilement des enfants sans aucun risque ; je me suis demandé comment est-ce qu'elle a su que c'était mon inquiétude ? Sur ce, j'ai réalisé qu'une mère connait et connaitra toujours ce que pense son enfant. Tôt le matin, je suis partie à l'hôpital avec mes parents et mes quatre (4) frères aux urgences de Donka où mon diabète a été diagnostiqué. Oui, une date inoubliable pour moi ce 4 juin 2014, je me sentais comme une africaine à Paris, j'ai vu des gens qui ont des pieds amputés à cause du diabète, d'autres aveuglés par cette maladie, j'avais de la pitié pour moi-même. C'est ce jour que ma prise en charge et mes rendez-vous médicaux ont commencé. À l'hôpital, ils m'ont donné un glucomètre, une boite à seringues et des insulines qui neutralisent le diabète, et m'ont dit qu'à partir de ce jour ces produits sont ma vie et que je dois venir chaque deux (2) semaines, c'est ainsi qu'ils m'ont présentée aux infirmiers qui d'ailleurs ont été très gentils envers moi, je retiens toujours cette parole d'un des médecins « ces infirmiers sont vos maman et papa à l'hôpital ici, tu leur expliques tous tes problèmes et plaintes de ta maladie ».

J'ai mis des jours, des mois, des années à gérer cette maladie j'avais peur, peur, peur de mourir. Je voyais des personnes diabétiques qui ont perdu l'espoir de la vie, et parmi celles-ci la majorité était des démunis et n'arrivait pas à payer leurs produits, ni à adopter un régime alimentaire bien approprié, je me faisais vraiment du souci pour eux et pour moi-même d'ailleurs. Je pleurais sans arrêt parce que pour moi la maladie était plus grave que j'imaginais, rien que des questions sans réponse dans ma tête. Autre souci qui me rongeait était de trouver un mari, est-ce que j'aurais un jour un homme pour m'épouser, surtout avoir des enfants et comment réaliser mes rêves d'être médecin.

Quand je pars à l'école, je ne pouvais tenir que quelque temps, surtout quand je ne prenais pas mes insulines, ces produits étaient devenus ma vie, hélas ma vie n'est plus ce qu'elle était avant, manger à ma faim, me divertir et jouer avec mes amis(e), à présent ce sont des fatigues, des flous visuels et d'autres complications que je vis. Les hommes avaient peur de moi, ils me fuyaient sans chercher à connaître de quoi je souffrais, personne ne m'invitait au restaurant ou d'autres manifestations de joie au risque que je ne tombe en public et perturbe la fête.

Deux (2) mois avant la découverte de mon diabète, j'avais eu un prétendant qui voulait se marier avec moi, tout le temps j'étais en communication avec lui, il me consacrait beaucoup de temps, il me rendait très amoureuse de lui et vice-versa. Après que j'ai le diabète, il commença à changer d'attitude envers moi, pendant mon hospitalisation, il ne m'a appelée que deux (2) fois, a t'il pensé que mon diabète est contagieux ? Je n'en sais rien, quand moi je l'appelle il me donne des excuses dont je n'avais vraiment pas besoin, il n'est jamais venu me rendre visite ni à l'hôpital ni à la maison. Pensant toujours que j'étais d'accord avec sa mère, j'ai appelé cette dernière elle m'a raccroché au nez et j'ai rapidement compris qu'elle ne voulait plus de moi qu'elle a dit à son fils que :

— Fille diabétique que je suis, j'aurais des difficultés à concevoir et je serais une charge pour leur famille

— Quant à elle, elle deviendra très misérable parce que son fils n'aura plus rien à lui envoyer au village.

À cause de cette déception, je me sentais à l'aise que quand j'étais vêtue en femme de ménage. Chaque fois que l'une de mes camarades se mariaient, je me disais que j'étais celle dont on a oublié l'existence à cause de ma maladie, j'étais triste et désespérée, j'avais presque oublié mon courage et mon rêve au profit de ma maladie, même quand j'avais des beaux vêtements je n'avais pas le courage de les porter, je me disais en quoi ça me servira de porter ces vêtements alors que personne ne me regarde.

Quand mes amies sortaient pour s'amuser et que j'étais terrée dans la chambre isolée, soucieuse de ma vie, je me sentais inutile en tant que femme, je ne voulais même plus aller à l'école, mais je manquais de courage à le dire à mes parents alors que tous mes frères et sœurs étudiaient. Quant à ma mère diabétique, elle me soutenait moralement et m'aidait beaucoup à faire mon régime alimentaire et m'assistait toujours à l'auto-injection de mon insuline parce que j'avais trop peur de l'aiguille, ces stress ont failli briser mes rêves d'être médecin. Le fait de m'appeler Docteur Aïssatou bien que je ne suis pas arrivée à obtenir ce diplôme universitaire de la faculté de médecine, me donnait une grande fierté, mais, Dieu merci, le rêve n'est pas complétement brisé parce que je suis infirmière et fière de l'être d'ailleurs, parmi le personnel soignant et ce métier me va droit au cœur, puisque je suis tout le temps avec les patients. Les infirmiers sont plus proches des patients que les médecins, nous leur apportons de l'aide : en conseils, prise en charge et je profite aussi pour me consoler. Grâce à mes parents qui m'ont encouragée et soutenue pour mes études, j'ai su que le diabète est une maladie chronique, mais pas contagieuse, que le diabète est l'élévation du taux de sucre ou de glucose dans le sang qui dépasse la normale (1,26 g/L), je réveillais ma sœur en plein milieu du sommeil pour me donner des sucreries pour corriger mon hypoglycémie et le matin j'avais mal sur tout le corps, mais avec ça, je m'efforçais pour aller à l'école parce que je me suis fixé un objectif dans la tête que je vais réussir et réussir dans la vie.

Bien que ma famille me soutenait moralement, j'avais vraiment besoin de quelqu'un pour me dorloter comme d'autres filles, mais je ne pouvais pas leur dire tout ce que je ressentais, j'avais besoin vraiment de l'amour d'une autre personne pour me soutenir dans mes souffrances, qui m'encourage et m'appelle tout le temps pour savoir comment je vais et s'enquérir de mon état de santé. Oui d'une personne pour me faire sourire, j'avais besoin de cette personne comme le bébé avait besoin d'une berceuse, j'étais jalouse de mes camardes, des fois j'avais tellement besoin de m'amuser mais avec qui aller ? J'allumais la musique dans mon téléphone pour oublier mes stress et pour m'amuser dans ma chambre tranquillement, mais même avec ça je pleurais, à cet âge j'aurais dû vivre chez mon mari.

Tu rêves d'être indépendante, mais tu es toujours un fardeau, tu fermes les yeux, tu fais comme si tu es confiante, optimiste, on te juge dans ton dos, tu encaisses et parfois tu verses des larmes, tard la nuit, quand personne n'est là pour te consoler, tu décides d'aimer une personne et celui-ci te blesse en retour.

J'étais très affligée et même affectée. Je souffrais de la maladie et de la tournure prise par ma vie ; Ce qui m'a redonné de plus le courage, c'est quand ma très chère brave et battante mère m'a dit un jour « ma fille ne laisse jamais le mal te dominer » au fil du temps je me suis résolue à accepter mon diabète. Donc j'ai pris le courage à deux mains (2) jusqu'au bout, comptant sur l'appui de mes parents, j'ai continué à suivre régulièrement mon traitement et mon régime autant que possible.

C'est pourquoi je demande aux enfants diabétiques ou souffrant d'une autre pathologie de comprendre que la maladie n'est pas absolument un handicap infranchissable, car en pensant ainsi nous risquons de gâcher notre vie et nos espoirs.

Si je mourais sans réaliser mes rêves d'être parmi le personnel soignant, c'est comme si j'étais morte 2 fois.

Bref, battons-nous tous les jours comme les autres, gardons la foi et restons nous-mêmes.

Être père d'une jeune diabétique en Guinée

Elhadj Alpha Mamadou DIALLO, Ingénieur Mécanicien, père d'une jeune diabétique.

Ma fille est diabétique, née en 1997, au cinquième rang de naissance, après quatre garçons, tous non diabétiques. En tant que parent je pense que personne ne peut rester indifférent face à un tel phénomène, cette maladie qui touche des milliers de personnes à travers le pays et dont les chiffres ne font que grimper, dans un monde en manque de centres communautaires de traitement dotés d'équipements appropriés.

Au cours des différents récits, j'ai pu me faire l'idée que les enfants diabétiques autant que tous les autres traînant cette maladie, souffrent au quotidien des difficultés liées au traitement, au suivi et au respect d'un régime strict qui sont un casse-tête pour les familles

Ces faits me rappellent les évènements vécus par ma famille durant cette décennie, depuis les symptômes jusqu'au processus ayant conduit au dépistage du diabète chez ma fille, période pendant laquelle nous avons traversé des moments d'angoisse résultant des crises répétitives, en hypoglycémie comme en hyperglycémie.

À cause de cela, nous avions des soucis quotidiens d'approvisionnement en insuline (Insulatard, Actrapid), en seringues et en glucomètres dans les centres de santé de proximité, qu'il faut trouver dans le silence, soit par la prise en charge ou directement à la pharmacie quand ça manque.

À l'occasion d'une conférence organisée par la Fondation pour la lutte contre le diabète et les maladies non transmissibles, quand que j'ai été invité d'y prendre part, j'ai pu tirer deux centres d'intérêt :

Le premier, puisé dans les témoignages poignants, exprimés dans la plus grande clarté par des personnes qui ont vu et vécu dans l'émoi, les émotions fortes de la vie des personnes diabétiques ; des jeunes qui étaient vraiment décidés à se faire entendre pour nous traduire l'immensité de la douleur cruelle, de la souffrance proche de l'exaspération et de la stigmatisation dans les limites du désarroi qu'ils subissent. Nous nous sommes heurtés aussi aux problèmes d'éducation thérapeutique pour la gestion de la maladie en famille, étant entendu que ce type de pathologie n'était pas encore très connu, sinon courant.

Le second pôle d'intérêt de mon témoignage va s'étendre sur le contenu des messages délivrés par le premier spécialiste de cette maladie chronique en République de Guinée, message d'un grand connaisseur qui a su vider les stress, encourager et redonner espoir aux malades en démontrant que cette maladie, malgré les menaces qu'elle traîne, ne pourrait être une fatalité.

Après lui, d'autres Médecins, ont successivement apporté leurs contributions qui ont renforcé ma confiance et le témoignage inattendu du Directeur de l'Harmattan Guinée, qui, à travers des exemples précis dans son entourage, a soutenu la thèse selon laquelle les diabétiques peuvent naturellement avoir une vie normale de famille et vivre très longtemps

Au regard du reflet qui se lisait sur le visage des enfants, j'ai compris que les différents intervenants ne se sont pas adressés qu'à des rocs.

Je suis donc parti de cette salle particulièrement heureux et content de voir les enfants totalement rassurés et moralement rehaussés dans leur combat.

Aujourd'hui, le combat qu'il y a lieu de mener concerne le plaidoyer qui pour moi va s'appesantir sur ces deux axes

La lutte doit venir de partout pour que plus jamais nos enfants ne meurent de diabète

Je vous remercie !

Pauvre et atteint de la « maladie des patrons », résilience face au diabète.

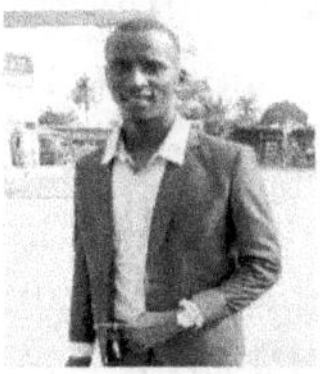

Ismaël BAH, jeune diabétique, habitant au quartier de la carrière (commune de Matam) atteint du diabète à l'âge de 15 ans

Auparavant, je n'avais aucune maladie chronique à traiter quotidiennement ; oui je ne suis pas né avec le diabète ! Mais tout a commencé quand j'avais 15 ans en 2011. J'ai commencé à ressentir les symptômes de cette maladie (diabète) ; et quelques semaines plus tard j'ai fait une crise à la maison et j'ai été transporté d'urgence au C.H.U Donka ou le pire m'attendait. Arrivé à l'urgence, les médecins sur place sans avoir posé le moindre diagnostic m'ont administré un sérum glucosé qui ne correspondait pas du tout à mon traitement et cela m'a fait réagir automatiquement par des gestes bizarres ; heureusement l'arrivée du médecin chef m'a sauvé la vie, quand il leur a immédiatement ordonné de débrancher le sérum, puis me conduire au service de diabétologie où j'ai suivi des soins intenses. Par la suite, j'ai retrouvé ma santé et ma conscience, mais depuis ma vie a complétement changé car je dépends pour le reste de ma vie de l'insuline ; soumis à faire ce qui est bon pour moi et non ce qui me semble bon.

Moi, qui n'osais même pas la seringue lors des vaccinations, je me trouve désormais en face d'une situation compliquée. Parce que je dois m'injecter de l'insuline plus ou moins 3 fois par jours durant toute ma vie pour un bon traitement et en respectant mon régime alimentaire. Au début, j'avais trop peur avec la variation brusque de ma glycémie, mais au fil du temps j'ai compris que tout problème a besoin de solution ; désormais à chaque fois que je me retrouve en hypoglycémie ou hyperglycémie je corrige pour revenir à la normale, puis ça passe comme si de rien n'était.

Une maladie supposée voire même communément appelée la "maladie des patrons" pour beaucoup de personnes, tandis qu'en réalité je suis pauvre, mais je suis atteint de cette maladie ; on gagnait difficilement à manger, pourtant j'ai un régime à respecter, et parfois je ne gagnais même pas de transport pour me rendre à l'hôpital pour prendre mes médicaments, heureusement pour nous jeunes diabétiques qu'on était pris en charge. Face à cette situation de précarité, il m'arrivait de marcher en suivant les rails de la Carrière (quartier de Conakry) chez moi jusqu'au C.H.U. Donka ; l'aller comme retour afin de disposer de mes médicaments et parfois je me retrouve en hypoglycémie à l'arrivée à l'hôpital par le fait de parcourir des kilomètres sans bien déjeuner le matin, qui est dû au manque de moyen de mes parents.

À travers cette situation ; un jour j'ai décidé de tenter le petit commerce pour satisfaire mes besoins, sans oublier que je dois toujours étudier donc après les cours à l'école je prends ma marchandise pour aller vendre.

Dieu merci, maintenant j'ai avancé dans les études, car je suis étudiant à l'Université Gamal Abdel Nasser de Conakry au Département de chimie. Je me sens grand et fier d'être parmi l'équipe des jeunes leaders diabétique de la Guinée ; nous organisons des séances d'éducation à Enta (quartier de Conakry) afin d'élargir les informations sur le diabète avec non seulement les jeunes diabétiques, mais aussi les parents des plus jeunes patients diabétiques tout en les rassurant que le diabète n’est pas une fatalité.

Sorcellerie, indigénat et diabète. Je n'aurais plus la possibilité de faire tout ce que j'aimais

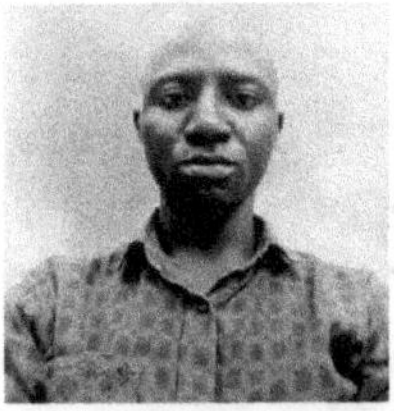

Mohamed CAMARA, diabétique âgé de 26 ans. À la découverte de sa maladie en 2007, il a été l'objet de stigmatisation au sein de sa famille et de sa société. Il nous livre son quotidien avec cette maladie qu'il traîne

Je suis Camara Mohamed âgé de 26 ans, infirmier et diabétique. Depuis 2007, année de la découverte de mon diabète, j'ai été stigmatisé par mes parents et mes amis par manque d'information sur ma maladie, on n'avait aucune idée de quoi il s'agit. Tout le monde me disait sorcier parce que mon ventre était ballonné, ma maman me demandait si j'ai mangé la chair d'un homme, non mère répondais-je, je ne sais rien sur ma maladie. Quant à mon père il m'a envoyé à l'indigénat et le karamoko-soignant en échouant dans le traitement a fini par conclure que je suis un sorcier, chose que mon père a tenté de croire à un moment.

J'ai fait un mois à l'indigénat, mais je ne retrouvais pas ma santé et ma maladie devenait de plus en plus grave. C'est à ce moment que mon père a décidé de m'envoyer à l'hôpital préfectoral de Forécariah, où le diagnostic fut posé après une longue consultation avec les médecins et on m'a prescrit les médicaments y compris l'insuline.

J'ai pris les médicaments durant une semaine. Pour finir, j'ai décidé d'arrêter, car se piquer tous les jours est très fatigant et j'ai dit à mes parents que je préfère mourir que de continuer à souffrir avec ces injections.

Quelques jours après, le 11 mars 2007 on m'a envoyé à Donka en diabétologie, ma glycémie était de 3.62 g/l et ils m'ont immédiatement hospitalisé durant une semaine. Après mon hospitalisation, ils m'ont mis sur le traitement d'insuline Insulatard et Actrapid. Je m'injectais 3 fois par jour. J'ai commencé à penser à ma vie avec le diabète et on me disait de ne pas avoir de blessures, de manger que trois fois par jour, je me disais pourquoi MOI, je ne mangeais pas comme les autres, je me croyais comme un homme diminué intellectuellement et physiquement et je pleurais au plus profond de mon cœur parce que je n'aurais plus la possibilité de faire tout ce que j'aimais. À l'école je ne sortais pas de la classe à 10 h pour la récréation parce que tout ce qu'on vendait là-bas, je devais plus y toucher je me sentais triste et isolé.

Malgré les difficultés, j'ai pu tenir bon et garder espoir avec le soutien de ma tante qui m'a donnée beaucoup de courage, j'ai oublié tout ce qui me semblait difficile. J'ai eu le courage d'affronter cette maladie, j'arrive à gérer mes hypoglycémies grâce aux séances d'éducation collective et les colonies organisées par nos soignants et encadreurs. Certes, après l'échec au brevet, j'ai été déstabilisé, mais malgré tout je me suis orienté en santé et aujourd'hui je suis INFIRMIER, je remercie le bon Dieu et tous ceux qui m'ont soutenu.

Le diabète n'est pas une fatalité.

Premiers pas d'une jeune avec le diabète, une nouvelle vie avec mes insulines

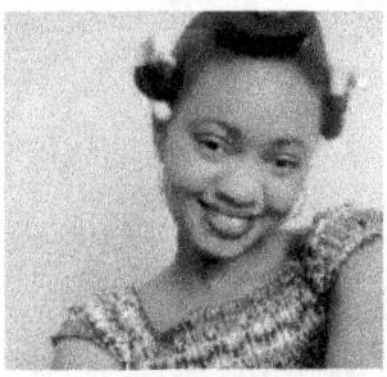

Fatoumata Chérif DIALLO, jeune diabétique âgée de 23 ans

Je me nomme Diallo Fatoumata Chérif jeune diabétique, j'ai 23 ans. Mon diabète a été découvert le 10 janvier 2014.

Il fut un temps je vivais à Matoto avec mon oncle paternel et ma tante, un dimanche à l'occasion de la visite d'un ami à mon oncle à la maison, ce dernier étant médecin a remarqué que je courais souvent vers les toilettes ; il a compris directement que quelque chose n'allait pas chez moi et il a demandé à mon oncle s'il a fait cette remarque aussi, celui-ci a répondu non. Le docteur a laissé la consigne de me conduire à l'hôpital Ignace-Deen le lendemain.

À l'hôpital, le test fut fait, et je retournai à la maison pour attendre le résultat, curieuse de connaître mon sort je demandais à ma tante qu'en est-il du résultat, elle me disait qu'elle n'a pas encore reçu, c'est au lendemain quand j'étais à table pour le petit déjeuner, elle est venue me dire de ne pas mettre du Sucre dans mon café je lui ai demandé pourquoi elle m'a répondu que Docteur l'avait appelé pendant la nuit du lundi, il a dit que c'est possible que ça soit le diabète que j'ai eu je lui ai dit quoi ? À mon âge-là c'est possible que j'aie le diabète parce que je n'avais que 17 ans ? Elle m'a dit oui.

J'étais choquée frustrée et inquiète, je suis allée m'enfermer dans ma chambre et j'ai beaucoup pleuré. J'ai appelé ma mère, je l'ai informée, elle était surprise et très inquiète aussi. On m'a envoyé à Donka pour contrôler ma glycémie, j'étais à 2,57 g/L, il a dit nous allons t'hospitaliser je lui ai dit ok. J'ai encore eu peur parce que c'était ma première fois de dormir dans un hôpital et je pensais que j'allais mourir dans pas longtemps.

On est allé voir le lit heureusement pour moi il n'y avait pas de lit libre, mais j'allais partir là-bas tous les jours de 8 h à 19 h pendant 5 jours. On m'a conduite là où on fait les traitements, on me faisait des injections à chaque fois, quand ils faisaient des séances d'éducation, je suivais beaucoup et j'ai beaucoup appris là-bas, si l'on respecte le régime on vivra aussi longtemps que possible. Un soir, une dame qui m'injectait parfois m'a demandé de m'injecter moi-même, j'ai rigolé en pensant qu'elle plaisantait, elle a crié sur moi en me disant « approche » je me suis approchée et j'ai pincé mon ventre, elle m'a donné la seringue je l'ai fait, elle a dit « allez pique toi » j'ai encore eu peur et j'ai commencé à pleurer. Soudain, un homme est venu lui aussi me piquait dès fois, il m'a parlé doucement et m'a expliqué comment le faire je l'ai écouté et j'ai réussi à le faire. Après que j'ai fini avec l'apprentissage, on m'a envoyée chez d'autres médecins, là-bas j'ai vu beaucoup d'enfants diabétiques et j'étais vraiment soulagée parce que j'ai compris que je n'étais pas la seule dans cette situation, il y a d'autres enfants et jeunes diabétiques. Ils m'ont donné des insulines, des seringues et un appareil (Glucomètre) pour pouvoir contrôler ma glycémie, je suis rentrée chez moi et j'ai commencé une nouvelle vie avec mes insulines.

Je partais à l'école avec mes insulines, je me piquais là-bas, mes amis me demandaient pourquoi je fais ça, je leur ai répondu que je suis jeune diabétique et c'est avec les insulines que je me soigne.

Me voici aujourd'hui 6 ans après avec le diabète.

Je vous remercie

Quand la séparation des parents complique la vie

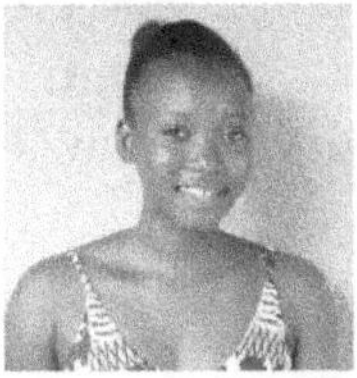

Moi je suis Aissata Cissé jeune leader diabétique, cela fait un bon moment, sept (7) ans précisément, que je vis avec le diabète.

Moi je suis Aissata Cissé jeune leader diabétique, cela fait un bon moment, sept (7) ans précisément, que je vis avec le diabète.

Avant d'être jeune diabétique, je faisais tout, je mangeais tout à un moment donné sans stigmatisation, sans distanciation, sans discrimination tout le temps heureuse avec la famille.

Après la découverte de mon diabète je pensais que le destin allait continuer comme avant, mais hélas le pire m'attendait, je ne mangeais plus comme avant, je ne faisais plus rien comme avant, même pour jouer a été difficile pour moi, car le temps pour moi de jouer était le temps de prendre les insulines ou le temps de manger, je ne sortais plus comme avant.

Avec les amis, certains me disaient qu'ils ont peur que je me blesse avec eux. Dans tout ça je ne me sentais pas à l'aise, du coup mes parents aussi se sont divorcés, donc c'était le pire pour moi, je ne pensais plus terminer les cours ; avec mon papa rien ne marchait et les autres membres de la famille me considéraient comme un fardeau.

L'angoisse s'était comment faire pour réduire les dépenses de mon papa, je me suis décidée de ne plus demander de l'argent même quand j'en avais besoin, car il faisait beaucoup pour moi. Difficile de voir mon père se soucier de comment s'occuper de moi et travailler en même temps. Ce n'était pas facile pour moi de passer autant de moment difficile avec mon père, et je ne le remercierai jamais assez.

Mais actuellement, je remercie le bon Dieu et grâce au programme CDiC qui nous donne de l'insuline gratuitement et par les soignants et les autres jeunes diabétiques comme moi, je me sens entourée et aimée

Ensemble, les mains dans les mains, luttons contre le diabète.

* *
*

Poésie :
À la recherche du vivre ensemble

Dans la vie, il existe des passages obligés et chaque passage a une signification particulière. Comme on le dit souvent, dans cette vie, il y a toujours des hauts et des bas.

— À côté de la santé, il y a la maladie
— À côté de la joie, il y a la peine
— À côté de la jeunesse, il y a la vieillesse
— À côté de la richesse, il y a la pauvreté
— À côté de la victoire, il y a la défaite
— À côté de la vie, il y a la mort

Puis il y a nous jeune diabétique enfant malade ! Comme le dit la société

Moi je dis non
Pour certain je suis un fardeau
Moi je dis non !

Le chemin est long avec une double face comme une pièce, un moment pour sourire

Un moment pour laisser couler les larmes, moi enfant diabétique j'ai envie de garder le sourire même quand l'orage s'annonce.

Partager ma joie avec vous

Pour qu'ensemble nous puissions célébrer la vie et chaque petite victoire face au diabète ensemble disons non à la stigmatisation.

Lorsque nous sommes solidaires entre nous, une maladie ne devient pas forcément une menace, encore moins un casse–tête.

Vive l'entente

Vive la cohésion sociale

Vive le vivre ensemble

Croyances de santé et mère courage

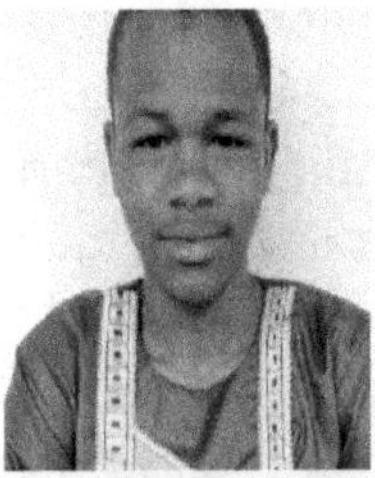

IBRAHIMA SORY DIALLO âgé de 20 ans, il vit dans la préfecture de Labé en moyenne Guinée. En septembre 2007 il fut dépisté du diabète de type 1 à l'hôpital

Je me nomme DIALLO IBRAHIMA SORY âgé de 20 ans je vis dans la préfecture de Labé en moyenne Guinée. En septembre 2007, je fus dépisté du diabète de type 1 à l'hôpital régional de Labé dans un contexte de coma diabétique acidocétose, à l'époque j'étais âgé de 7 ans et je faisais la 2ème année à l'école primaire de mon quartier (Poréko). Étant à un stade où je ne distinguais pas le bon du mauvais pour ma santé, j'ai passé une vie précaire entre 2007 et 2010, j'étais soumis à des restrictions alimentaires : je ne mangeais pas comme mes amis, je ne mangeais que 3 fois par jour et j'étais également soumis à une injection d'insuline avant chaque repas. À l'époque, ma maman m'injectait et sans un glucomètre on ne savait pas comment adapter mes doses d'insuline.

À cet effet, on était soumis de venir chaque semaine à l'hôpital régional de Labé qui se situe à environ deux kilomètres de chez moi pour qu'ils contrôlent ma glycémie (avec un prix élevé pour nous à l'époque : qui s'élevait à six mille GNF la bandelette glycémique) afin de pouvoir adapter mes doses d'insulines, pendant cette période j'étais confronté à des comas hypoglycémique à l'école, vu cela d'autres camarades me soupçonnaient de sortilèges, ils se disaient dans notre langue : IBRAHIMA SORY! (A andaa ö faddhètè ka classe ? haa ya! fidjidou è makko dhon han au faddhè è djoudèmaa!!!: qui signifie en français : Ibrahima Sory ! Hé ! Tu ne sais pas qu'il s'évanouit en classe ! Joues avec lui jusqu'à ce qu'il s'évanouisse entre tes mains !). J'étais un peu marginalisé par ce fait à l'élémentaire, mais heureusement mes encadreurs m'aimaient et me défendaient parce que j'étais d'une part brillant en classe et d'autre part parce qu'ils savaient que j'étais malade (mais malheureusement ils ignoraient de quelle maladie je souffrais). Après l'école, ma maman me gardait à la maison pour que je ne suive pas mes amis, manger comme eux ou que je sois blessé. Pendant ces moments, ma maman qui est commerçante a abandonné toutes ses activités pour s'occuper de moi.

Je recommence une vie paisible avec mon ami diabète, avec l'arrivée du projet CDIC (Changing Diabetes in Children) un projet qui avait une durée de cinq ans comme nous avait indiqué les médecins qui nous suivait à Labé, je bénéficie : d'un glucomètre, l'accès gratuit à l'insuline jusqu'en 2015, de l'éducation sur le diabète, avec les colonies de vacances j'ai découvert beaucoup de choses sur le diabète et depuis je vis comme mes amis non diabétiques, je fais tout ce qu'ils font en adaptant mes doses d'insuline. À travers ces éducations pendant les colonies de vacances, j'ai eu le courage de surmonter les obstacles en travaillant très dur à l'école.

Après une longue tragédie du primaire et au lycée mon ambition était d'être un médecin à la fin de mon cycle universitaire. Mais hélas, après avoir décroché mon bac, je fus orienté à l'université de Nzérékoré, une ville de la région forestière, au département hydrologie. Vu que je suis diabétique, ma maman s'opposa catégoriquement à ce que j'aille là-bas continuer mes études supérieures sans aucun parent à côté. Mais comme c'était un choix qui me convenait, je l'ai suppliée un bon temps avec l'intervention de mon papa pour qu'elle autorise mon départ. Depuis l'arrivée du CDIC, le diabète ne m'a rien empêché dans ma carrière éducative, je remercie le tout puissant ALLAH, me voici aujourd'hui étudiant en licence 2 hydrologie à l'université de N'zérékoré.

Coma enfant diabétique, CODE 4051 de l'Unité régionale de diabétologie de Kankan

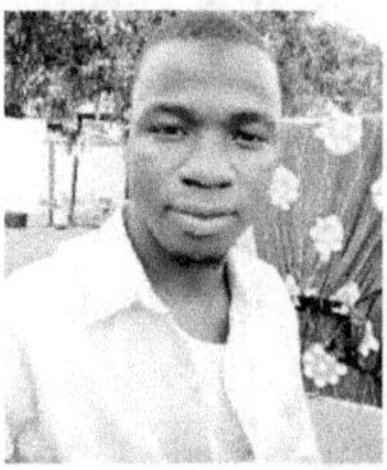

N'faly Diallo âgé de 24 ans, diplômé en (MCI) Marketing et Commerce international de l'Université Julius Nyerere de Kankan, résident dans la même ville. Il est diabétiques de type 1 découvert le 13/02/2013

Je me nomme Diallo N'faly âgé de 24 ans, diplômé en Marketing et Commerce International (MCI) de l'Université Julius Nyerere de Kankan, résident dans la même ville. Je suis diabétique de type 1 découvert le 13/02/2013 à l'hôpital régional en acidocétose avec une glycémie supérieure à 6 g/l, HI, inconscient. J'ai été enregistré sous le CODE 4051 à Kankan. À la sortie de l'hôpital, j'étais confus par les dires des médecins, qui me disaient je cite : « tu n'es plus comme avant, tu as une maladie à vie, suis tous les jours les consignes de ton médecin traitant. » Après, je rentrai avec ma mère au village, par la suite je suis venu à Conakry pour les vacances puisqu'au village c'était difficile de suivre les consignes des médecins. Vu le regard que la communauté et mes compagnons portaient sur moi, ma maman sollicita auprès de mon oncle que je reste chez lui. La maladie me faisait dépérir et ma croissance était lente. Ainsi elle parla de mon état de santé à mon oncle et à mon frère, qui était d'ailleurs employé comme vendeur dans la boutique de notre oncle.

À Conakry, entre 2014-2015, au cours de mes différentes rencontres médicales, j'ai eu la chance de faire la connaissance de plusieurs diabétiques plus ou moins du même âge que moi. Ces rencontres m'ont permis de participer à un séjour éducatif de vacances organisé à L'ENATEF de Mamou. Les séances d'éducation et de sensibilisation prodiguées par nos encadreurs m'ont redonné l'espoir de vivre avec le diabète, qui est loin d'être une fatalité pour nous, ils nous ont appris à gérer l'hypoglycémie. Avec l'aide des médecins traitants, nous, jeunes diabétiques, avons pu organiser une journée d'éducation entre nous une fois dans la semaine. C'est ainsi que je fus choisi comme le représentant des enfants et jeunes diabétiques de la région Kankan pour la formation sur le plaidoyer dans le cadre de la lutte contre le diabète en Afrique, organisé par la fédération internationale du diabète de la région Afrique à Coyah (Kendoumayah) du 11 au 17 février 2019 avec IDF et suis devenu en même temps membre de young leaders in diabetes.

Dès mon retour à Kankan, cela fut concrétisé avec succès, car mes frères et sœurs ont créé un groupe pour apprendre à mieux vivre avec le diabète et comment faire. "L'éducation et les consignes" des médecins traitant sont la clé pour vivre avec le diabète... Pour moi ça fonctionne et pour d'autres aussi.

Dieu merci.......

Des rêves de médecin à l'atelier d'électricité-automobile, comment j'ai construit mon bonheur d'autonomie

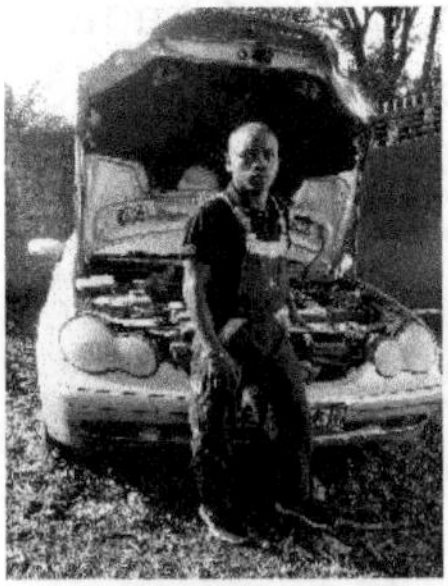

Oumar Bella Diallo ; jeune de 22 ans. Il est Électricien – automobile, résident à Kaporo Rails, Commune de Ratoma. Il est l'aîné d'une famille de quatre enfants dont trois filles non diabétiques.

Je m'appelle Oumar Bella Diallo ; j'ai 22 ans. Je suis Électricien–automobile. Je réside à Kaporo Rails, Commune de Ratoma. Je suis l'aîné d'une famille de quatre enfants dont trois filles non diabétiques.

Un jour, j'étais couché à la maison, au réveil, je me suis retrouvé dans un lit de l'hôpital Donka. Je faisais trop de crises et ma mère, pour me faire avaler le sucre ordinaire, mettait une cuillère dans ma bouche pour empêcher les incisives de mes deux mâchoires de se joindre. Mais tout cela c'est parce que ma mère et moi n'étions pas informés que j'avais le diabète.

Je vis avec ce diabète depuis 16 ans. C'est dans un village de Gaoual que je résidais. Quand je suis tombé malade, j'ai été évacué à l'hôpital de Kamsar en 2004 pour des soins. Lorsque les résultats des examens cliniques ont confirmé que j'ai le diabète, cela m'a causé beaucoup de peine.

Mes amis me montraient du doigt en disant que je suis diabétique ; ce qui me causait un choc moral. J'ai même abandonné mes études à cause du diabète. Après l'obtention de mon baccalauréat en 2017 à Conakry où je réside depuis 2005 avec ma famille, je fus orienté à l'Institut Supérieur des Mines de Boké pour mes études universitaires.

À Conakry, j'habite à côté du Centre Médical « Mère et Enfants », quartier Kaporo-Rails, à cause du diabète qui m'impose de ne pas m'éloigner d'un hôpital. Chaque semaine je me rendais à l'Hôpital Donka pour un contrôle médical.

Un jour, une femme-médecin nous a parlé du programme de prise en charge des diabétiques. À cet effet, ma mère m'a inscrit dans ce programme et je suivais des cours sur le mode de vie avec le diabète. J'ai dit à ma mère que j'ai appris que le diabète est une maladie incurable. Mais en prenant les médicaments, je peux vivre avec.

À la maison, je me posais la question suivante : Pourquoi cela ?

Le diabète m'a empêché de réaliser mon rêve, celui de devenir médecin. En 11ème année, j'ai fait les Sciences Expérimentales au Lycée Kipé.

En 12ème année, j'ai eu beaucoup de difficultés, mon bras et mon pied étaient enflés. Il a fallu une intervention chirurgicale pour extraire le pus. D'aucuns disaient que c'est l'effet du diabète. Je tombais souvent malade en classe, à cause du diabète. Je marchais plus d'un kilomètre pour me rendre à l'école et je revenais fatigué à la maison, avec de la sueur.

Une fois en classe, le sommeil m'emportait. Et mes camarades se moquaient de moi du fait que je dormais beaucoup et m'auto-administrais mes injections ; je ne me sépare jamais de ces injections grâce auxquelles je peux vivre seul maintenant sans l'assistance de ma mère qui est très inquiète de mon statut de diabétique.

A la recréation à 10 h, ma mère apporte mon repas et me conseille de ne pas manger ce que me donnent mes ami(e)s. À cause de mon statut particulier, mon alimentation est particulière. Si je ne m'adapte pas à mon statut, la mort va vite me séparer de ma mère malgré ses efforts consentis.

Je suis une personne différente des autres à cause de mon régime alimentaire. Je ne consomme pas les aliments sucrés, l'arachide, le jus. Des fois mon repas a pour sauce le lait. On m'avait même dit de ne pas quitter le centre-ville, que je ne dois pas résider au village. Je dois aussi éviter les blessures.

J'ai abandonné l'école à cause de la maladie et du désespoir. Ma mère a beaucoup pleuré, elle courait par-ci et par-là pour demander à mes professeurs et camarades mon comportement en classe qu'ils jugeaient pourtant appréciable sans savoir que je suis diabétique. Une année après mon abandon scolaire, j'ai repris le chemin de l'école, mais cette fois-ci en Sciences Mathématiques. Les amis ne m'approchaient que pour les aider à traiter un devoir ou écrire.

Après mon admission au baccalauréat, je devais me rendre à l'Institut Supérieur des Mines de Boké pour mes études universitaires. Mais je sais déjà que je ne dois pas vivre hors du centre-ville, à cause de mes médicaments, qui des fois, connaissent une rupture d'approvisionnement. Chaque deux semaines, je dois me rendre à l'hôpital Donka pour un contrôle.

Mon père qui réside en Espagne n'a pas pu me faire venir auprès de lui. Il n'a pas pu non plus me soutenir financièrement pour que je fasse à chaque deux semaines l'aller-retour Boké – Conakry pour respecter mon contrôle médical, puisque mon médecin traitant se trouve à Conakry.

Mon père propose de me soutenir dans une université privée de Conakry pour une seule année, ma 1ère année en Génie Informatique à l'Université Avicenne ; ou bien d'apprendre le métier de tailleur. Mais j'ai refusé cette proposition que je trouvais ridicule.

Ma mère et moi, nous nous demandions ce qu'il fallait faire, comme je ne pouvais pas me rendre à Boké pour poursuivre mes études universitaires

Sur le chemin de mon école, il y a un garage de mécanique auto appartenant à Maitre Lamine qui est un voisin que je fréquentais. Un jour, je lui ai dit que je veux apprendre le métier d'Électricien automobile avec lui. Il a accepté ma proposition. En 2014, j'ai donc débuté l'apprentissage d'électricien automobile. Après quatre années, j'ai commencé à travailler pour moi-même et subvenir à mes besoins en toute indépendance. J'aime le métier et Dieu m'a soutenu.

Depuis 2018, grâce à mon métier, je vis en toute autonomie. Lorsque j'ai repris mes études, en Terminale, c'est moi qui ai payé ma scolarité à l'Ecole Colombia School.

Avec ce travail, je gère bien mon statut de diabétique. Par le biais des médecins diabétologues et les colonies de vacances, j'ai appris à vivre avec mon diabète. Ils organisent souvent une retrouvaille des diabétiques pour un partage d'expériences sur les symptômes.

Aujourd'hui, ma connaissance du diabète m'a donné l'espoir de vivre heureux. Je peux faire des mois sans faire une consultation liée à la maladie. Certes, je tombe malade mais pas du diabète. Jusqu'à présent certains disent que je suis diabétique. Mais cela ne m'empêche plus de mener mes activités et de vivre heureux.

Enfance, croissance et apprentissage volés par le diabète

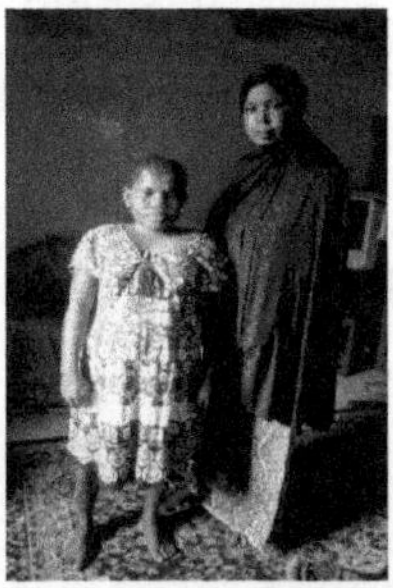

Aissatou Bailo BAH fille diabétique, âgée de 24 ans, résident au quartier koloma dans la commune de Ratoma, et sa grande sœur Mariama Diouldé BAH. Elles livrent leurs témoignages sur le diabète.

Je m'appelle Aïssatou Baïlo Bah. J'ai 24 ans. Je réside à Koloma, dans la Commune de Ratoma. Actuellement, je n'ai ni activité, ni métier. Je suis la cadette d'une famille de quatre enfants dont un garçon.

Depuis 20 ans, je vis avec un diabète qui me ronge et empêche ma croissance physique. Je résiste grâce à l'assistance des personnes de bonne volonté et de mes prises de médicaments. Dieu merci.

Je suis très soucieuse de mon état de santé. Ce diabète a été découvert en moi très tôt. C'est ma maman qui pouvait vraiment vous parler de ma vie d'enfance avec le diabète. Mais elle est décédée en 2013, il y a sept ans de cela ; que son âme repose en paix au Paradis. Amen !

Mais je me souviens, l'équipe de médecins diabétologues m'a toujours expliqué de ne pas me faire de soucis. Lorsque mon père nous a quittés, c'est mon grand-père paternel et les médecins diabétologues qui m'ont prise en charge. Mais mon grand-père aussi est décédé. Qu'il repose en paix au Paradis. Amen !

C'est un médecin diabétologue qui m'a scolarisée à « Hamdallaye Primaire » puis à « Ami Ecole », non loin de mon domicile, où j'ai étudié jusqu'en 7ème année. Mais seul le corps enseignant savait que je suis diabétique.

Sur le chemin de mon école ou à l'école-même, on se moquait trop de moi. Je ne pouvais plus supporter les moqueries, j'ai abandonné l'école. Regardez-moi, à 24 ans j'ai la taille d'un enfant. Je suis une naine. Ma croissance physique en taille est bloquée à cause du diabète.

C'est en 2013 que la honte m'a poussée à arrêter les études en 7ème année. Mes camarades de classe et les autres se moquaient de moi à cause de mon ventre ballonné.

En 2019, des médecins diabétologues m'ont demandé ce que je voulais faire après mon abandon scolaire ; je leur ai proposé de m'inscrire dans un atelier de couture pour apprendre ce métier. Ce qui fut fait à Bomboly.

Mais finalement, je me suis dit que ce métier de couture ne me correspond pas. J'ai trop peur de contracter une blessure due à la machine à coudre. Je suis tombée malade de désespoir.

Entre 2019-2020, j'ai subi une intervention chirurgicale au ventre, ma jambe droite aussi s'est enflée. Les médecins ont extrait le pus de cette jambe. J'ai passé des jours hospitalisée à Donka.

Depuis ma sortie, je n'ai pas repris le chemin de l'atelier où personne ne se moque de moi. Les gens savent que ma taille de naine et mon ventre ballonné sont les conséquences physiques de mon diabète.

Pour résister, je m'auto injecte huit unités d'Actrapid le matin et huit à midi. A 19 heures huit unités d'Insulatard. C'est à l'hôpital de Enta que je m'approvisionne en médicaments.

Je prie Dieu de m'accorder la longévité et la santé. Pour vivre sans douleur avec le diabète, je dois prendre régulièrement mes médicaments.

* *
*

La honte d'être stigmatisée du fait de sa petite taille a empêché ma sœur de réaliser ses rêves

Je m'appelle Mariama Djouldé Bah, la sœur ainée de Aïssatou Baïlo Bah. J'ai 26 ans.

Je fais le commerce. Ma sœur Aïssatou que voici est née avec le diabète. Sa maladie nous a donné des peines.

C'est ma mère et mon grand-père paternel qui s'occupaient d'elle. Malheureusement, les deux sont morts et sa charge me revient maintenant. Mon père ne s'occupe pas de nous et pourtant nous sommes ses enfants.

On vit dans la maison de mon grand-père paternel. Je n'ai jamais vu mon père parler à ma mère. Or, j'ai appris que c'est ma grand-mère paternelle qui a élevé ma mère, puis l'a donnée en mariage à son fils qui est notre père. C'est mon grand-père paternel qui assumait le rôle de père de famille. Ma mère est décédée en 2014, mon grand-père paternel est décédé en 2015. Que Dieu accueille leurs âmes au Paradis. Je ressens la charge qu'ils portaient.

Ma sœur Aïssatou Baïlo était toujours alitée à l'Hôpital Donka. Nous sommes pauvres, nos moyens financiers sont limités. Vu notre situation, le médecin traitant l'a prise en charge. C'est lui qui achète ses médicaments.

Le ballonnement du ventre de ma sœur lui donne des douleurs abdominales. Ensuite, avec sa taille de naine, elle a trop honte d'intégrer un groupe social au risque d'être rejetée et humiliée. Elle est obligée d'être à la maison. C'est sa petite taille qui l'a poussée à abandonner l'école en 2013 (en 7ème année). Elle a une vingtaine d'années. Les médecins diabétologues ont encouragé ma sœur à apprendre un métier.

Après cinq années à ne rien faire, elle décide d'apprendre la couture. Mais son alitement à l'hôpital, surtout la honte d'être stigmatisée, l'a découragée ; elle a donc abandonné l'apprentissage de la couture. A cause de sa taille, elle ne supporte pas le regard des autres sur elle. Des fois, elle passe tout son temps à se lamenter, à pleurer. Je l'encourage à supporter son handicap, mais elle n'arrive pas à se maintenir.

Quand elle ne se sent pas mal, Aïssatou Baïlo m'assiste dans les travaux ménagers. Son malaise se résume aux douleurs abdominales. Après son intervention chirurgicale générale, on pensait que ses douleurs abdominales seraient terminées, mais jusqu'à présent, ses douleurs persistent.

Tribulations autour du diagnostic et des premiers soins du diabète

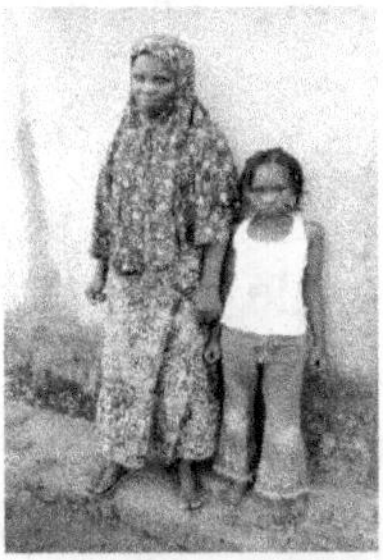

Mariama Sadio BAH, mère de Ramatoulaye Sow, adolescente de huit ans, atteinte du diabète depuis le très bas âge, elles nous livrent leurs témoignages sur le vécu du jeune Ramatoulaye SOW.

Je suis Bah Mariama Sadio, la mère de Ramatoulaye Sow. Ma fille tombait souvent malade ; elle dépérissait, elle buvait beaucoup sans étancher sa soif ; elle urinait beaucoup aussi. À chaque fois, je l'emmenais à l'hôpital pour suivre le traitement.

Un jour de l'année 2015, je l'ai envoyée chez un Docteur à Cosa, commune de Ratoma. Après la consultation, le Docteur a dit qu'il n'a pas découvert de maladie. À mon tour de lui répondre : « vous n'avez pas découvert la maladie dont souffre ma fille ».

À la sortie de la salle de consultation, je tenais à la main un sachet d'eau minérale « Coyah ». Ma fille me dit qu'elle veut boire, je lui donne cette eau. Sans attendre qu'elle étanche sa soif, je lui retire l'eau. Le Docteur qui nous suivait de près dit : « Madame, laissez votre fille étancher sa soif ». Je répondis : « Non Docteur, elle boit trop d'eau, sans étancher sa soif ». Le Docteur me dit : « Alors, venez à nouveau je vais lui faire un autre test ». C'est ainsi qu'il sortit l'appareil de contrôle du diabète qui confirme que ma fille est diabétique, la maladie du sucre.

Il était 17 heures en ce jour de l'année 2015 ; le Docteur m'oblige à présenter ma fille aux urgences de l'Hôpital Donka avant 21 heures, sinon elle risque de mourir cette nuit-même.

Vu la gravité de la situation sanitaire de ma fille, il me réfère pour un premier temps à une clinique non loin de sa clinique à lui. Cette clinique-là a un service de diabétologie. Mais il a insisté sur le Service des urgences de l'Hôpital Donka.

Le Docteur, après avoir vu ma fille dans un état très critique, contacte au téléphone l'assistant du diabétologue absent. Je sors de cette clinique avec ma fille malade, Ramatoulaye Sow et son petit frère Abdoul Aziz que je portais au dos depuis un an. Je m'arrête au carrefour de Cosa avec le bébé dans mon dos et la malade dans mes bras. Jusqu'au crépuscule, je suis à la recherche d'un moyen de déplacement au carrefour de Cosa. Entre temps, je contacte ceux qui ont un moyen de déplacement dans ma famille pour me déposer rapidement aux urgences de l'Hôpital Donka ; sans suite favorable.

Je confie ma détresse à un taxi-moto qui s'engage à me déposer gratuitement aux urgences de l'Hôpital Donka, mais à condition de me prendre avec la malade seule, sans son petit frère, pour éviter la surcharge. C'était une triste réalité.

Nous retournons chez le Docteur de la première clinique pour avoir un calmant dans l'espoir de nous rendre le lendemain aux urgences de l'Hôpital Donka. Ce Docteur nous rétorque : « Je ne suis pas diabétologue ; c'est l'appareil qui a confirmé son diabète ; je n'ai pas de calmants ; la vie de votre fille est en danger ; présentez-vous aux urgences de l'Hôpital Donka avant 21 h, sinon votre fille va mourir ; elle peut être sauvée à temps ; mais si elle meurt par votre négligence vous aurez affaire avec moi ; n'oubliez pas que nous résidons dans le même quartier, vous ne pourrez donc pas m'échapper ».

Je retourne à la maison pour accomplir la prière du crépuscule. Dès après, mon mari Mamadou Korka Sow prend notre fille malade pour les urgences de l'Hôpital Donka. À la suite de mon appel téléphonique vers 20 h 15, mon mari me confirme que notre fille est alitée aux urgences de l'Hôpital Donka ; elle sera conduite le lendemain à 13 heures, au Service Diabétologie du Camp Camayenne.

Après deux semaines d'hospitalisation, nous sommes revenus à la maison. Depuis, c'est une infirmière de l'Hôpital d'Enta qui s'occupe de son traitement. Après les trois premières semaines, elle nous a donné les médicaments : le glucomètre, l'Actrapid et Mixtard30 ; elle nous a montré comment utiliser le glucomètre et comment injecter l'Actrapid et Mixtard30. Mentionner dans un cahier les résultats du glucomètre est une condition sine-qua-non. J'ai reçu une formation à cet effet ; avec le glucomètre de 70 à 120, c'est normal ; c'est anormal en dessous de 60 c'est hypoglycémie, au-delà de 120 c'est hyperglycémie.

La prise en charge est gratuite ; le contrôle médical est mensuel. Actuellement, à cause du Coronavirus, le contrôle médical se fait à chaque deux mois. Je reçois tous les médicaments à chaque contrôle. Mais quand les médicaments finissent avant le jour du contrôle, je les achète ; la prise est journalière et continue.

Ma fille tombe malade des autres pathologies comme le paludisme qui fait descendre/monter le diabète ; mais une fois elle a eu l'hypoglycémie et a été alitée à l'Hôpital Donka.

L'hypoglycémie a pour effet les crises, la fermeture de la bouche, les pleurs, la nervosité, la transpiration excessive, la fièvre, la palpitation. Pour revenir à son état normal, je lui donne le sucre Saint Louis. L'infirmière nous a instruit de ne jamais lui donner le sucre ordinaire ; même le café au lait que je lui donne à boire ne contient aucun gramme de sucre ordinaire.

À cause de l'état diabétique de ma fille, c'est le riz local « Barabara » que je cuisine ; chaque matin je lui donne le café au lait non sucré, le pain est tartiné de fromage, non de beurre ; elle ne mange pas les sauces à feuilles de manioc ou à pâte d'arachide. Je ne prépare pas ces sauces à cause d'elle ; elle a un régime alimentaire particulier.

Du fait du diabète, elle est victime de stigmatisation. D'aucuns disent que sa maladie est incurable. Je gère difficilement cette stigmatisation. La preuve, le service de diabétologie m'avait dit d'envoyer une de ses amies de même âge pour une étude de comparaison de leur corpulence physique ; je leur ai dit que je ne pouvais pas envoyer un enfant d'autrui pour servir de repère. Si cet autre enfant tombait malade, ses parents diront que j'ai fait quelque chose à leur enfant, malgré que le diabète ne soit pas une maladie contagieuse. Certains dramatisent le diabète. J'ai toujours dit aux autres qu'on peut vivre avec le diabète durant des années. Vous pouvez voir des personnes porteuses du diabète sans pouvoir les distinguer d'un non porteur. Il suffit juste de prendre régulièrement les médicaments et respecter le régime alimentaire.

Ma fille est une enfant d'abord ; elle ignore la complexité de la vie d'un diabétique. Mais avec le temps, j'ai l'espoir qu'elle pourra s'adapter à son statut de diabétique. Sinon c'est difficile, voire compliqué.

J'ai été au Groupe Scolaire « Lémou » pour informer la direction et le corps enseignant de son statut de diabétique. Cette information lui permet d'être suivie de près ; en classe elle est toujours assise devant. En cas de malaise, on lui donne son sucre que je mets toujours dans son sac. A l'aller comme au retour de l'école, elle est toujours accompagnée par quelqu'un.

J'ai trop peur qu'elle contracte une blessure qui est un risque pour les diabétiques. Regardez sa plaie au genou ; cela m'inquiète ; elle porte des cicatrices de plaies.

* *
*

Je n'ai pas le même régime alimentaire que les autres enfants

Ramatoulaye Sow, 8 ans, résidante au qaurtier Bantounka 1 dans la commune de Ratoma. Je fais la première année au Groupe Scolaire Lémou

Je m'appelle Ramatoulaye Sow ; j'ai huit ans ; je fais la première année au Groupe Scolaire « Lémou » et j'habite au quartier Bantounka 1, Commune de Ratoma.

Ma mère me donne des injections trois fois par jour. Souvent, j'ai les maux de tête, les douleurs abdominales, l'hypoglycémie, les vertiges et je tombe. Après la crise, je mange mon sucre pour recouvrer mon état de santé normal.

Comme je suis diabétique depuis 2015, je ne bois pas le jus, je ne mange pas les gâteaux, je ne mange pas l'Attièkè, je ne mange pas le chocolat. En allant à l'école, ma mère met mon café dans mon thermos qu'elle place dans mon sac.

À la récréation, je prends mon café et mon pain. Je n'ai pas le même régime alimentaire que les autres. Mais avant de connaitre mon statut de diabétique, je mangeais toutes sortes d'aliments.

Je m'amuse avec tous mes amis de l'école et du quartier. Mais cela ne les empêche pas de me dire : « Ramatoulaye

Sow a une maladie : elle est diabétique ! ». A l'école, mon maître me punit parce que je n'étudie pas. A la maison ici, quand je faute, ma mère me punit aussi.

Quand les aliments sucrés deviennent synonymes d'interdits et de dissimulation

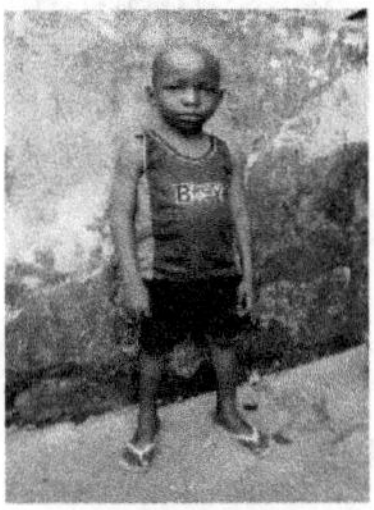

Abdoulaye Kè SIDIBÉ ; enfant diabétique âgé de six ans. Il fait la première année au Complexe Scolaire « Sophiapole » ; il réside dans l'enceinte du Camp Alpha Yaya Diallo.

Je m'appelle Abdoulaye Kè Sidibé ; j'ai six ans ; je fais la première année au Complexe Scolaire « Sophiapole » ; je réside dans l'enceinte du Camp Alpha Yaya Diallo.

Après avoir mangé des aliments sucrés, j'ai eu des vertiges. Ils m'ont conduit dans une clinique à Yimbaya Tannerie. Je tombais souvent malade accompagné de crises. C'est à l'aide d'un appareil de contrôle médical à l'Hôpital Ignace Deen que les médecins ont dit que je suis diabétique. Ma mère a eu trop peur ; elle a pleuré. Les médecins lui ont dit que je ne vais pas mourir, rien ne m'arrivera. Il y a des médicaments qui me permettront de vivre avec le diabète.

Après, ils nous ont dit d'aller à l'Hôpital de Enta chez une Infirmière, une femme âgée de teint clair, très gentille. Chez elle, je fais un contrôle médical à l'aide d'un glucomètre ; elle nous donne mes médicaments que mon grand-frère Koumandian Sidibé m'injecte trois fois par jour : matin, midi et soir.

À cause du diabète, je ne suce pas le bonbon. Je ne mange pas les sauces à pâte d'arachide, aux feuilles de manioc, à l'huile d'arachide, à l'huile de sardine ; ni l'Attièkè avec trop d'huile, ni les boulettes, ni le dindon ; je ne bois pas le jus. Je me cache pour manger ces aliments qui me sont interdits. Leur consommation détériore ma santé à cause du diabète.

C'est grâce au glucomètre qu'on découvre que j'ai mangé les aliments qui me sont interdits, des aliments sucrés. Après on m'injecte mes médicaments, puis je bois beaucoup d'eau qui m'oblige à uriner trop. Mais, actuellement, je n'urine pas dans mon sommeil.

Ça me fait mal quand certains disent que je suis atteint du diabète. J'ai honte parce que je ne dois pas manger tout ce qui est sucré. Des fois, j'ai les douleurs abdominales, les maux de hanche, les crises. Après une crise, on me contrôle, on m'injecte mes médicaments ; je mange le riz local « Barabara » et je bois beaucoup d'eau. Quand je mange une alimentation sucrée comme mes frères, j'ai les maux de tête, les vertiges ; c'est une crise qui m'envahit.

En allant à l'école, on me donne le pain tartiné de beurre, de l'Attièkè avec peu d'huile ; quand je mange la nourriture de mes amis, c'est une crise qui me fait chuter. En classe, je suis assis devant pour m'empêcher de manger les aliments sucrés qui peuvent me donner la crise.

Attendez-moi d'abord je vais aller uriner, à mon retour on continuera la conversation. Vous voyez, j'urine fréquemment à cause de l'eau que je bois beaucoup. Si l'envie d'uriner se présente même en plein sommeil, je me réveille pour uriner. C'est aussi cela le diabète.

A ma connaissance, nous sommes deux diabétiques dans cette contrée, une Tantie Mimi qui n'habite pas loin de chez moi. Nous sommes très d'accord. Mais comme elle est âgée, elle s'auto-injecte ses médicaments.

Je joue avec mes amis, je pratique le sport. Mon rêve c'est d'être un médecin pour sauver des vies humaines du diabète, du paludisme, des douleurs abdominales. Je vais étudier pour être diabétologue à l'image de mes médecins traitants.

Mon frère, privé de bagarres, doit bien manger pour résister aux injections

Koumandian Sidibé, frère d'un diabétique

Je m'appelle Koumandian Sidibé. En 2019, mon petit frère Abdoulaye Kè Sidibé est tombé malade, je l'ai emmené dans deux cliniques à Yimbaya et à la Tannerie sans suites favorables, puis à l'Hôpital Donka où il n'y avait pas de place pour un alitement, enfin à l'Hôpital Ignace Deen.

A l'Hôpital Ignace Deen, les résultats des examens cliniques confirment que mon petit frère Abdoulaye Kè Sidibé est diabétique. Son état était critique. Les médecins nous ont donné un papier qui nous réfère à l'Hôpital Donka.

C'est à l'Hôpital Donka, au Service des urgences, qu'il a commencé à recevoir ses premiers soins contre le diabète. C'était un samedi, le lendemain à partir de 14 heures, il est hospitalisé au Service diabétologie au camp Boiro.

Après trois semaines d'hospitalisation, il recouvre sa santé. Nous rentrons chez nous avec un papier qui nous réfère à l'Hôpital de Enta chez une infirmière où nous avons reçu un glucomètre, des médicaments injectables chaque jour matin, midi, soir comme l'Insuline, six unités les matins et huit unités les soirs et deux Actrapid les mi-journées. Dès son réveil, je contrôle sa glycémie avant de lui faire les injections. Il doit bien manger pour résister aux injections. S'il a un malaise j'avertis l'infirmière.

Quand le diabète agit, il dépérit, ne parle pas et dort beaucoup. Nous agissons vite par une prise de sa glycémie et d'injections.

Mon petit frère est turbulent ; des fois il mange la nourriture qui lui est interdite. Sa grande sœur nous informe, je l'effraye par le fouet et les menaces d'une mort. Il aime se battre mais ses amis ne se battent pas contre lui à cause de son statut de diabétique qu'ils connaissent. C'est le seul diabétique de la famille.

Il faut entretenir les personnes diabétiques ; ils ont ce statut indépendamment de leur volonté. C'est leur destin. Nous devons aider les diabétiques à vivre heureux avec leur pathologie. Dans le futur, ils peuvent être de grandes personnalités.

Solitaire avec le diabète à l'école et exclue de la pratique d'activités physiques

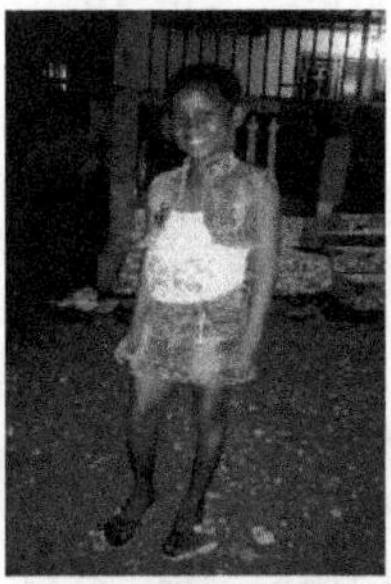

Fanta Camara, diabétique, adolescente de neuf ans, elle fait la troisième année au Groupe Scolaire « Soumbouya » ; elle réside à Yattaya

Je m'appelle Fanta Camara, j'ai neuf ans, je fais la troisième année au Groupe Scolaire « Soumbouya » ; Je réside à Yattaya, Commune de Ratoma.

Il y a deux ans (en 2018), j'étais chez mon homonyme Fanta à Dubréka ; j'ai senti un malaise au cou et à la gorge. Elle m'a conduite à l'hôpital chez un médecin. Ce médecin nous a référé aux urgences de l'Hôpital Donka. Je fus transportée de Dubréka à l'Hôpital Donka par une ambulance médicalisée. Les résultats des examens médicaux ont confirmé que je suis diabétique.

A l'Hôpital Donka, les médecins m'ont dit de ne pas manger les aliments sucrés, de ne pas manger à tout moment, d'adopter une alimentation non sucrée. Chaque jour, les matins, je mange le fonio ; la mi-journée je mange le riz local « Barabara » et le soir, la salade. Je mange aussi les fruits, je bois le quinquéliba sans sucre ; je bois le jus quand ma glycémie descend.

Par contre, je ne mange pas les sauces à pâte d'arachide et aux feuilles de manioc. Je ne bois pas le café au lait. Tout cela peut faire monter ma glycémie.

C'est ma grande sœur Fatoumata dit « Hadja » qui contrôle chaque matin ma glycémie. Elle sort une bandelette avec laquelle elle essuie mon doigt qu'elle introduit dans le glucomètre. Tous les jours, matin et soir, elle m'injecte une dose d'Actrapid ; la mi-journée, une dose de Mixtard30.

A l'école, tous savent que je porte le diabète ; je dois éviter de contracter les blessures/plaies. Je suis solitaire, je ne joue pas avec mes amis par peur de tomber ou de contracter une blessure. A la récréation à 10 heures, je reste assise seule sur mon banc. A l'aller comme au retour de l'école, je suis toujours accompagnée.

Ici à la maison, si j'ai faim avant le repas, je mange le pain tartiné de beurre. Chez moi ici, je mange avec mes amis, mais je ne mange pas chez eux. D'ailleurs je suis casanière, mes amis viennent jouer avec moi au coca.

Des fois, je contracte d'autres maladies telles que le rhume ou la toux ; les médecins me prescrivent l'ordonnance tout en m'interdisant de manger des aliments sucrés.

Je suis la seule diabétique de la famille. Quand mes injections sont finies, ma grande sœur Hadja et moi, nous allons à l'Hôpital d'Enta chez l'infirmière qui est mon médecin traitant pour mon approvisionnement en médicaments.

À cause de cette maladie, j'ai mon ventre ballonné, j'urine beaucoup, même en plein sommeil ; c'est honteux. Les gens se moquent de moi ; je pleure mais mes parents me consolent. En plein cours, je peux sortir pour uriner. Je bois une très grande quantité d'eau quand ma glycémie monte ; j'ai les maux de tête, les vertiges, les crises. Après une crise, on me donne le sucre des diabétiques « Saint Louis », le Vimto. Actuellement, mon ventre est plat.

Si j'applique les recommandations des médecins, je mène une vie heureuse. Dans le mois, je vais deux fois à l'Hôpital d'Enta pour un contrôle médical et l'approvisionnement en médicaments. Si mes médicaments finissent avant l'échéance de contrôle, mes parents les achètent.

Mon rêve c'est d'être médecin pour m'auto soigner, m'auto consulter, injecter et soigner tous les porteurs de diabète. Je jure par Dieu que je veux être médecin pour lutter contre le diabète.

* *
*

Vivre avec une sœur diabétique

Fatoumata Camara, sœur d'une diabétique

Je m'appelle Fatoumata Camara dit Hadja ; je suis la grande sœur de Fanta Camara. C'est en septembre 2018 que les médecins ont découvert que ma jeune sœur a contracté le diabète. Mais avant cette date, elle tombait souvent malade ; elle avait les symptômes de diabète que nous ignorions.

Les médecins ont dit qu'elle doit éviter de manger les aliments sucrés. Exception est faite quand elle est en hypoglycémie. En hyperglycémie, elle prend ses injections Actrapid (deux unités) ; une heure après, la glycémie doit être revue.

Nous avons suivi des cours d'adaptation au diabète : Hypoglycémie : la palpitation, la perte de conscience qui ont pour remède des aliments sucrés (le jus, le sucre, le pain, le miel) ; Hyperglycémie : la nervosité, le stress qui ont pour remède Actrapid (deux unités ou plus selon le niveau), Insulatard/Mixtard30, l'eau. De 70 à 120, la glycémie est normale, en dehors de cet intervalle la glycémie est anormale (moins de 60 hypoglycémie, plus de 120 hyperglycémie).

Chaque jour, au réveil à 7 heures, sa glycémie est à contrôler, puis c'est la prise des injections ; la même chose pour la mi-journée et la soirée.

À l'école, l'encadrement sait qu'elle est diabétique. Elle part à l'école avec sa nourriture et ses injections ; à 13 heures, le mari de notre grande sœur est chargé de s'occuper d'elle pour le contrôle de sa glycémie, sa prise d'injection et sa nourriture.

À la maison, elle joue avec ses amis sans être repoussée. Quand son ventre est ballonné, on l'envoie chez le médecin à la minière.

Même avec la prise de médicaments, malgré qu'elle mange à sa faim, des fois elle dépérit. Présentement, elle a bonne mine ; mais des fois c'est la désillusion totale ; on est gêné de la voir maigrir. C'est ça aussi le diabète.

On peut être heureux avec le diabète si le mode de vie préconisé par les médecins est appliqué. Il faut suivre et respecter les conseils des médecins diabétologues.

La santé de ma sœur est liée au respect des consignes. Elle peut vivre heureuse avec le diabète si elle respecte son régime alimentaire et la prise de ses injections. Je lui conseille toujours de tenir compte de son statut de personne qui a du diabète.

Tous ceux qui ont des enfants diabétiques doivent être sereins. Avant, le diabète était une maladie de personnes âgées et riches ; de nos jours, personne n'est épargné : bébés, enfants, adolescents, jeunes, adultes, vieux, pauvres.

Je suggère aux parents des diabétiques d'appliquer les recommandations des médecins diabétologues : le régime alimentaire, le contrôle médical, la prise des injections. Tous les parents doivent s'appliquer pour une vie heureuse de leurs enfants diabétiques qui grandiront ainsi avec une éducation qui leur sera bénéfique.

A six ans,
mon diabète au quotidien

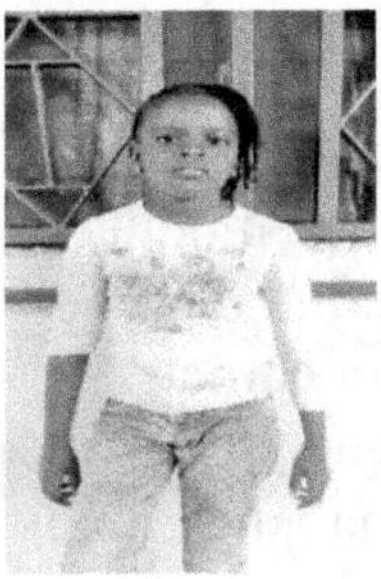

Asmaou Diallo dit Hadja. Petite fille diabétique, âgée de sept ans ; élève en deuxième année au Complexe Scolaire « Sainte Marie Dixinn ». Elle habite au quartier Ratoma — Centre.

Je m'appelle Asmaou Diallo dit Hadja. J'ai sept ans ; je suis en deuxième année au Complexe Scolaire « Sainte Marie Dixinn ». J'habite au quartier Ratoma-Centre ; mais actuellement, je suis en séjour à Garambé, à Labé.

Ce sont les médecins de l'Hôpital Donka qui ont dit que j'ai le diabète. J'ai contracté cette maladie à l'âge de deux ans et demi ; donc depuis cinq ans, je vis avec. Je suis la seule diabétique de ma famille.

Je contrôle ma glycémie ; je prends mes médicaments injectables trois fois par jour : six, sept voire huit unités d'Humalog matin, midi et soir. Mais les soirs, je joins Lantus à Humalog. C'est à partir de six ans que j'ai commencé à m'auto injecter mes médicaments ; je le fais facilement mais ça fait un peu mal. Ma mère me place les bandelettes.

Les médecins m'ont dit de boire le thé sans sucre, de boire beaucoup d'eau, de manger les fruits, de manger le riz local « Barabara », le fonio, le pain tartiné de beurre ou de fromage et d'éviter les aliments sucrés.

Je bois le lait après la prise de mes injections Humalog et Lantus, mais rarement le jus ; je ne mange pas les sauces à pâte d'arachides, à feuilles de manioc. Mais des fois je me cache de ma famille à la cuisine pour boire le jus.

Pour mon contrôle médical, je me rends à l'Hôpital d'Enta chez l'infirmière, une femme de teint clair, belle et gentille ; malheureusement, ma mère m'a dit que son mari est décédé.

Une fois chez l'infirmière, je dépose mon cahier médical ; elle m'appelle et me pose des questions sur mon âge, ma glycémie, les malaises que je ressens ; je monte sur une bascule qui détermine mon poids et je signe dans son cahier ; enfin, elle me donne des bandelettes et carnets.

Mes proches savent que je suis diabétique. Je tombe souvent à cause du paludisme et d'autres maladies, mais c'est le diabète qui me fatigue souvent.

Quand je tombe malade, c'est la paresse qui me domine, mais mes injections me soulagent. Je n'ai pas connu de crises/comas.

Mon souhait c'est d'être médecin. Si je suis médecin, je pourrai m'auto soigner et soigner ma famille et les autres.

* *
*

Diabétique à deux ans, comment surmonter la peur des parents

Ramata Baldé, mère d'une diabétique

Je m'appelle Ramata Baldé, mère de Asmaou Diallo. C'est à deux ans et huit mois que ma fille a été déclarée diabétique.

A deux ans et demi, je l'avais déjà inscrite à l'école. Quand elle est tombée malade, j'ai pensé que son dépérissement était lié à sa scolarisation précoce ; mais j'ai remarqué qu'elle buvait beaucoup d'eau et urinait beaucoup aussi et n'avait pas d'appétit. J'ai douté qu'elle soit diabétique.

Mon frère médecin travaillait au Service Diabétologie de l'Hôpital Donka. Quand je partais à son service, je lisais des affiches qui exhibent les symptômes du diabète. Donc j'avais une idée sur la maladie. J'ai amené Asmaou au Centre Médical de Ratoma, où le médecin m'a dit qu'elle avait contracté le diabète ; sa glycémie était de 1,99. Le médecin m'a référé aux urgences de l'Hôpital Donka, où, sur la base des examens médicaux, son statut de diabétique est confirmé. Asmaou est cependant la seule diabétique de ma famille.

Ma fille est née en 2013 ; en Février 2016, elle est hospitalisée pendant neuf jours à Donka à cause du diabète. Je n'ai jamais pensé qu'un enfant de cet âge pouvait contracter cette maladie. Je reconnais avoir négligé sa consommation abusive de sucre. C'est à Donka que j'ai su que beaucoup d'enfants sont diabétiques, même un bébé de neuf mois.

Quand j'ai su que ma fille Asmaou est diabétique, j'étais très inquiète ; je suis même tombée malade ; la peur m'a dominée. Un jour, au retour de l'école dans la voiture, elle me dit qu'elle ne voit plus rien ; j'ai pensé qu'elle serait aveugle à vie. Quand sa glycémie baissait, j'étais dans le désespoir de la voir trembler, perdre connaissance, en un mot, c'était la folie. Le diabète est très dangereux pour un enfant. Avant de m'y habituer, j'ai beaucoup souffert.

À l'Hôpital Donka, nous avons reçu une formation d'adaptation à son statut de diabétique : des conseils sur son nouveau et désormais régime alimentaire, le contrôle de sa glycémie, les trois prises journalières de ses médicaments injectables avant de passer à table matin, midi et soir.

En 2016, Insulatard était son médicament journalier injectable tous les matins (dix ou douze unités) et tous les soirs (une ou deux unités). Mais un jour, elle a fait une crise sévère d'hypoglycémie à l'école, elle fut hospitalisée à Donka. C'est ainsi que mon frère médecin diabétologue qui réside actuellement en France, lui a prescrit Humalog et Levemir, médicaments injectables au jour le jour, plus faciles à utiliser. Humalog est injectable matin, midi et soir à chaque repas ; Levemir, seulement les soirs au repas. Mais à partir de 2019, Levemir fut remplacé par Lantus.

Asmaou fait ses traitements à l'Hôpital de Enta. Mais ses médicaments Humalog et Lantus ne sont pas disponibles avec l'infirmière. C'est mon frère qui nous les fournit depuis la France ; en cas de rupture, je les achète ici à la pharmacie. Ces médicaments ne sont pas gratuits comme Actrapid, Insulatard et les bandelettes.

Le contrôle médical s'effectue une ou deux fois par mois, mais à cause du Coronavirus actuel, ce contrôle a lieu une fois tous les deux mois.

Ma fille Asmaou est turbulente ; mais quand sa glycémie est basse elle devient faible, timide et calme. Si elle est en hypoglycémie, elle peut boire le jus, manger une nourriture sucrée pour remonter. Des fois, si elle ressent une fatigue, elle contrôle elle-même sa glycémie. Elle tombait souvent malade, mais actuellement c'est la toux qui la fatigue énormément. Elle urine beaucoup même au lit pendant le sommeil ; une honte qu'elle gère difficilement.

Ma fille est casanière, chez nous à Ratoma-Centre ; seule une voisine diabétique aussi, un peu plus âgée que ma fille, vient chez nous pour jouer avec Asmaou. Ma fille a eu le diabète très tôt, donc elle souhaite sauver des vies.

En tant que mère d'une diabétique, je conseille aux familles de s'occuper de leurs enfants diabétiques, de garder espoir d'une vie heureuse. Quand le diabète est géré dans les règles de l'art, à savoir le strict respect du régime alimentaire et la prise des médicaments, il y a moins de souffrances. Il est possible de vivre avec le diabète.

Donnée pour morte, ma survie tumultueuse avec le diabète

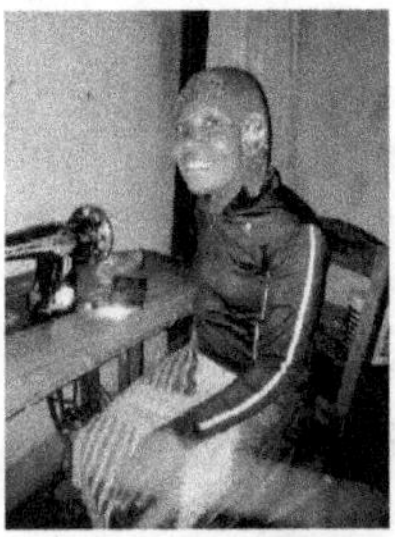

Aïssatou Oury Diallo. Agêe de 20 ans. Couturière et habitante du quartier Dow-Sârè dans la Commune urbaine de Labé.

Je m'appelle Aïssatou Oury Diallo. J'ai vingt ans. Je suis couturière et j'habite au quartier Dow-Sârè dans la Commune urbaine de Labé. Mais, je suis née à Ciréya, un village de la sous-préfecture de Kaala.

J'ai le diabète ; je pourrais même dire que je suis née avec cette maladie. Mais c'est seulement en 2007 que le Service Diabétologie de l'Hôpital Régional de Labé a confirmé mon statut de diabétique. Cependant, je suis la seule diabétique de ma famille.

Cette maladie a provoqué une enfance triste, douloureuse, malheureuse même. Je ne pouvais ni m'asseoir, ni m'arrêter. J'étais couchée au lit tout le temps. Elle m'a fait souffrir ainsi que mes parents.

Personne ne pensait que j'allais survivre jusqu'à maintenant. Ma mère Mariatou Diallo m'a dit que même mon père Ousmane décédé a eu des difficultés à s'occuper de moi ; il est parti en aventure à Bassett, où ma mère l'a rejoint plus tard. Je pouvais faire une crise/coma de deux jours. D'aucuns disaient que je suis une diablesse et que je n'aurai pas une longue vie.

Je suis issue d'une famille pauvre. Pour faire face à mon traitement médical, ma mère a été obligée de me laisser au village avec ma grand-mère paternelle, Hadja Hawa, pour chercher du travail au centre-ville de Labé.

Cette grand-mère s'est investie pour que je recouvre ma santé ; en dépit des difficultés, puisque je ne pouvais rien faire par moi-même, elle s'est occupée de moi jusqu'à sa mort.

Un jour, au village Ciréya, j'ai fait une crise qui m'a plongée dans un coma de deux jours ; on a pensé que j'étais morte ; la nouvelle s'est répandue dans tout le village. La famille se retrouve et décide de m'enterrer après la prière de 16 h 30. Mais avant cette heure, l'équipe qui est chargée de faire la toilette funèbre fut prise de panique. La morte que j'étais sensée être a fait signe de vie.

Cette nouvelle se répand aussi et l'équipe décide d'annuler le rituel ; mais mon oncle Thierno a souhaité que la toilette funèbre continue et que je sois quand même enterrée pour que ma grand-mère soit enfin libre. Sa proposition fut naturellement rejetée. C'est ainsi que ma grand-mère stoppe ses pleurs ; elle vient me prendre en disant à haute voix que sa petite fille Aïssatou n'était pas morte, elle était seulement dans le coma. Puis, elle me fit boire un médicament traditionnel mélangé de miel qu'un marabout lui avait donné ; je sortis de ma léthargie.

Quelques années après, ma grand-mère meurt. Sa disparition m'a mise dans une situation extrêmement pénible. Je tombais gravement malade ; loin de mes parents biologiques, j'ai senti l'absence de ma grand-mère, la philanthrope. Ma grande sœur Adama Oury a préféré divorcer avec son mari pour s'occuper de moi.

Mais ma tante Saliou Dian me retire des mains de celle-ci pour m'emmener à Dow-Sârè, au centre-ville de Labé ;

ce fut un autre calvaire pour moi ; je vivais la véritable traite d'enfant : porter ses fils sur le dos, les accompagner à l'école et les travaux domestiques sont mes activités.

Pourtant, elle avait promis à ma sœur de me scolariser, mais elle ne l'a pas fait. Je tombais souvent malade, elle ne m'achetait pas les médicaments, c'est à d'autres que je quémandais mes médicaments. La nuit, je partais plusieurs fois aux toilettes pour uriner ; je ne dormais pas correctement ; je m'adossais contre le mur auprès de la porte par peur d'uriner dans mon sommeil ; si cela se produisait, les coups de fouet étaient portés.

Mon ventre s'est ballonné ; d'aucuns disaient que je porte une grossesse. On me répudiait, je pleurais ; je fus même chassée de la concession ; j'ai passé deux jours à la belle étoile. Notre voisine Hadja Mariama a plaidé auprès de ma tante pour qu'elle m'accepte à nouveau chez elle ; ce qui fut fait sous plusieurs conditions.

Je tombais malade sans que je ne sois suivie, je pouvais passer un jour sans qu'on ne me donne à manger ; seule l'eau était ma nourriture.

Quand je faisais une crise, c'est les voisins qui venaient à mon secours. Un jour, un Docteur en service à l'Hôpital Donka, en séjour à Labé est informé des travaux que je faisais pour sa mère Hadja Mariama, notre voisine. Il a cherché à me rencontrer. Ma tante lui a dit que je suis couchée ; je porte une grossesse.

Étant médecin, le Docteur m'a fixé dans les yeux ; puis a dit : « elle n'est pas en grossesse, elle est très petite pour ça ». Envoyez-la au Service de Diabétologie pour une consultation ; elle pourrait être diabétique. D'aucuns ont dit, elle n'est pas diabétique, elle est née avec cette maladie.

Le Docteur remet à ma tante une somme d'argent pour mes frais de consultation. Ma tante Saliou Dian a empoché cette somme et a refusé de m'envoyer à l'hôpital. C'est après un mois de souffrance due à la maladie, que ma tante, à la suite de maints plaidoyers de sa fille Dalanda, a accepté de m'envoyer à l'hôpital. J'avais maigri comme une aiguille avec un ventre ballonné ; j'étais très faible et je marchais difficilement.

Un lundi, ma tante me prend pour le Service Diabétologie de l'Hôpital Régional de Labé chez une femme Docteur diabétologue. La consultation médicale révèle que ma glycémie était élevée ; ma vision très faible ; je devais être hospitalisée jusqu'à ce que ma glycémie devienne normale ; mais ma tante a créé une diversion pour me ramener à la maison, sous prétexte de retourner le lendemain pour m'hospitaliser.

Au retour à la maison, ma tante a dramatisé ma maladie : « elle a le diabète, une maladie incurable qui nécessite un régime alimentaire particulier avec une prise continue de médicaments ». Au téléphone, ma tante informe mon père de ma situation et celui-ci de répondre que si elle ne peut plus me gérer avec ma maladie, qu'elle me ramène au village chez ma grande sœur jusqu'à son retour.

À la suite de l'intervention insistante de nos voisins, nous retournons à l'hôpital où je fus hospitalisée ; après quatre jours de traitement, nous retournons à la maison avec mes médicaments injectables Actrapid et Insulatard ; ces médicaments me sont injectés au jour le jour, matin, midi et soir avant le repas : Actrapid quatorze unités les matins, quatorze unités à midi ; Insulatard les soirs.

Mon régime alimentaire ne fut respecté que pour deux jours ; d'ailleurs ma tante m'a dit de ne pas manger pour empêcher la hausse de ma glycémie. Imaginez-vous ma souffrance : je prends mes médicaments aux heures indiquées sans pouvoir manger après ; des fois, je partais chez Hadja Mariama notre voisine qui réside actuellement à l'étranger pour quémander la nourriture. C'est une vieille femme très gentille qui était très soucieuse de mon état de santé ; elle m'a toujours donné à manger.

À l'époque, la consultation médicale hebdomadaire était payante ; la femme Docteur diabétologue me réclamait des fois 15.000 GNF, 20.000 GNF, 25.000 GNF. Mais j'ai reçu gratuitement le glucomètre de contrôle de ma glycémie.

Mon état de santé s'améliorait petit à petit. Après mes travaux domestiques, je quittais la maison pour aller laver les habits d'autrui ; le but était d'avoir de l'argent pour subvenir à mes frais de consultions hebdomadaires. Mon enfance malheureuse m'a donné le courage de travailler pour subvenir à mes besoins médicaux.

À l'Hôpital de Labé, un Docteur du Service Diabétologie était chargé du suivi des enfants diabétiques ; il était très inquiet de ma situation ; avec lui, je ne payais pas ma consultation hebdomadaire ; des fois, je pouvais rester des jours sans médicaments ; avant leur gratuité, c'est lui qui les achetait pour moi.

Alors que mes médicaments étaient désormais gratuits sans que je ne sois informée, ma parente a continué pourtant à me les vendre chers.

Un jour, j'ai fait une crise d'hypoglycémie ; je fus hospitalisée pendant deux jours ; je n'avais plus de médicaments. Ma tante demande à un Docteur du Service Diabétologie, où elle doit trouver mes médicaments, en l'absence de la femme qui a l'habitude de nous les vendre. Le Docteur informe ma tante que mes médicaments sont gratuits à l'hôpital. C'est ainsi que je fus inscrite par ce Docteur pour la prise en charge gratuite de mes médicaments injectables, Actrapid et Insulatard. La femme de retour me rappelle l'achat de mes médicaments à son domicile ; je l'informe que mes médicaments sont désormais gratuits à l'hôpital où je dois m'approvisionner ; elle a changé de mine. Quand j'ai informé les Docteurs de ses abus, ils étaient étonnés de son comportement.

J'ai informé le Docteur du problème de ma vision ; il m'a accompagnée chez l'ophtalmologue ; après la consultation, il m'a acheté tous les médicaments qui me sont prescrits. Docteur le gentil, conseillait, encourageait les patients/patientes que nous sommes.

Ces médicaments m'ont beaucoup soulagée, ma vue est claire ; mon ventre ballonné est maintenant à plat, j'ai grossi ; j'ai une bonne mine ; je vois mes menstrues. La répudiée d'hier est aujourd'hui sollicitée. Je me suis inscrite dans un atelier pour apprendre la couture, qui est maintenant mon métier.

Un jour, je fus contactée pour participer à une colonie des diabétiques à Maférinyah dans la préfecture de Forécariah. Cette retrouvaille de cinq jours m'a permis de connaître plusieurs médecins diabétologues. Ces gentils médecins diabétologues nous ont donné des notions d'initiation et d'adaptation à notre statut de diabétique ; avec eux, nous avons su qu'il est possible d'avoir une longue vie et de vivre heureux avec le diabète. Le respect scrupuleux du régime alimentaire, le contrôle de la glycémie, le respect régulier de la prise des médicaments injectables sont nécessaires pour une vie heureuse avec le diabète. Nous avons partagé de belles choses avec ces gentils médecins : l'auto traitement médical, le sport, les repas, les visites touristiques guidées, l'espoir, la diminution du stress et de l'exclusion.

Je n'ai pas fréquenté l'école. Au retour de la rencontre de Forécariah, j'ai présenté mon cahier médical à ma tante où il était mentionné par les médecins diabétologues : « le diabète n'est pas une maladie contagieuse, son porteur peut vivre heureux avec s'il respecte son contrôle de glycémie, la prise de ses médicaments injectables, son régime alimentaire ».

Ces informations ont rassuré ceux qui m'ont toujours rejetée. C'était une joie incommensurable pour moi. Car j'ai connu des gens qui n'ont pas accepté de partager le même gobelet que moi, la même tasse ou assiette que moi, par peur de contracter le diabète ; une maladie qu'ils considèrent contagieuse. Il m'était très difficile de vivre cette humiliation. Ma dignité fut piétinée, je fus rejetée, stigmatisée.

Un an après la rencontre de Forécariah, j'ai aussi participé à une autre à Mamou. Le contenu de ces deux retrouvailles était le même ; celle de Mamou fut une riche expérience pour moi.

À l'aller, j'ai fait une crise d'hypoglycémie dans la voiture ; c'était la nuit ; pas de sucre sur nous ; nous sommes arrivés à Mamou à partir de 21 heures ; les médecins se sont occupés de moi ; ils m'ont dit de dîner sans prendre mes médicaments injectables ; au petit matin, ils ont contrôlé ma glycémie qui était normale ; l'équipe médicale m'a prodigué d'utiles conseils liés à l'hypoglycémie qui me fatigue beaucoup. Actrapid et Mixtard30 sont mes médicaments injectables au jour le jour, matin, midi et soir.

La méconnaissance précoce de mon diabète m'a causé beaucoup de difficultés. Souvenez-vous, j'ai failli être enterrée vivante ; mes crises/comas, mes malaises continus ; le ballonnement de mon ventre ; je mangeais, buvais et urinais beaucoup.

Actuellement, le diabète ne me fatigue pas tellement ; je bois et urine très peu ; le ventre est à plat. Mais je tombe malade du paludisme, de typhoïde ; j'ai même subi une intervention chirurgicale d'appendicite.

Pour mon régime alimentaire, actuellement, j'ai moins de difficultés. Ma tante a contracté la colite, une maladie qui l'oblige à adopter le même régime alimentaire que moi.

Depuis cinq ans, elle vit avec cette maladie. Nous mangeons le riz local « Barabara » ; nous évitons les mêmes sauces : pâte d'arachide et feuilles de manioc. Mais si la nourriture familiale ne me convient pas, je prépare la mienne. Je bois le jus « light » qui est non sucré et favorable aux diabétiques.

A 20 ans, mon rêve c'est d'avoir un mari ; mais avec mon statut de diabétique, il n'est pas facile d'avoir un conjoint. J'ai eu plusieurs candidats pour le mariage, mais quand ils sont informés de mon statut, ils renoncent. La preuve, il y a trois ans mon mariage fut annulé la vieille du jour de la célébration, par ma future belle-mère et famille pour les raisons de ma maladie, le diabète.

La mère de mon futur conjoint est venue dire à ma mère que le mariage est annulé : « nous avons appris que ta fille est malade, elle a un régime alimentaire particulier ; nous, nous n'épousons pas une fille malade mais une fille saine » a-t-elle dit.

Voyez-vous ! À quelques heures de la célébration de mon mariage, les préparatifs sont arrêtés. Nous avons pris les gâteaux, le maïs et autres pour donner à une famille voisine qui devait faire le baptême de leur enfant. La joie laisse place à la désillusion. Une triste réalité, des soucis qui me tourmentent. Ma copine Safiatou alors diabétique, fut renvoyée chez ses parents quand son mari a su qu'elle avait cette maladie.

Je conseille à tous les diabétiques, pour une vie heureuse, d'appliquer les recommandations des médecins diabétologues. Je conseille aux parents de vérifier très tôt le statut de leurs enfants qui tombent malades. La technologie médicale est parfaite.

Le bonheur d'un séjour éducatif avec d'autres enfants diabétiques

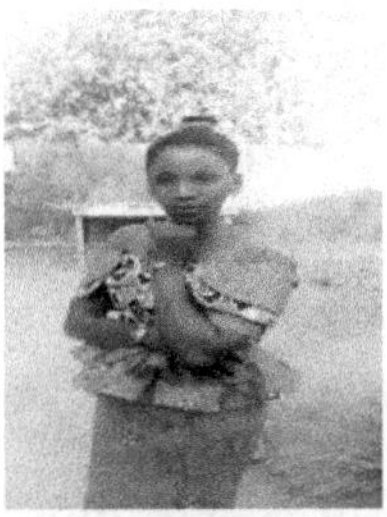

Mariama Diallo. J'ai 19 ans ; jeune diabétique, coiffeuse de profession ; habitante au quartier Saténya à Kamsar, (Boké).

Je m'appelle Mariama Diallo. J'ai 19 ans ; je suis coiffeuse ; j'habite au quartier Saténya à Kamsar, Boké.

Je tombais souvent malade de maux de tête, de douleurs abdominales, de vertiges ; je dépérissais ; j'urinais beaucoup la journée comme la nuit ; mon ventre était ballonné. J'ai une maladie…

Un jour, j'ai fait une crise, ma grande sœur Mahawa Diallo qui m'éduque m'a envoyée à l'hôpital de Kamsar. C'est ainsi, en 2012, à l'âge de onze ans, les médecins de cet hôpital ont confirmé mon statut de diabétique. Je suis pourtant la seule diabétique de ma famille.

Les médecins m'ont donné gratuitement le glucomètre, cet appareil de contrôle de la glycémie, les bandelettes. Mais mes médicaments injectables Actrapid et Insulatard n'étaient pas gratuits, je les achetais.

Durant mon hospitalisation qui a duré plus d'une semaine, les médecins m'injectaient mes médicaments.

Mais avant ma sortie, les médecins m'avaient appris à faire l'auto injection.

Mon contrôle à l'hôpital se faisait deux fois dans le mois. Au contrôle, je porte la bandelette ; j'introduis mon doigt dans le glucomètre pour contrôler ma glycémie. Les résultats sont mentionnés dans mon cahier médical.

Chaque jour, matin, midi et soir, je contrôle ma glycémie ; je m'auto injecte Actrapid, matin et midi avant le repas ; Insulatard, le soir avant le repas. A partir de 2014, je m'approvisionne gratuitement mes médicaments injectables à l'hôpital de Kamsar. Mon régime alimentaire tient compte de mon statut de diabétique. Je ne mange pas les aliments sucrés, les sauces à pâte d'arachide et aux feuilles de manioc ; pour le café, je mets le sucre Saint Louis des diabétiques ; des fois, je bois le jus quand ma glycémie est basse.

Je n'ai pas été rejetée à cause de mon diabète. Ma grande sœur Mahawa Diallo s'est investie pour moi. Mais à cause de cette maladie qui me fatiguait beaucoup, en 2012, j'ai quitté l'école dès la 4ème année.

Quelques années après, j'ai intégré un salon pour apprendre la coiffure. Mes anciens amis de classe qui sont inquiets de mon état de santé disent que c'est à cause de la maladie, le diabète, que j'ai abandonné l'école.

J'étais très nerveuse ; je me battais contre les gens. Je suis très gênée quand d'aucuns disent que j'ai le diabète. Je pense à une diffamation, à une dramatisation de mon statut de diabétique. Je ne mange pas les aliments qui me sont interdits.

Avec mes prises de médicaments, le contrôle de ma glycémie et le respect de mon régime alimentaire, mon ventre n'est plus ballonné ; j'urine très peu ; j'ai une bonne mine. Bref, mon état de santé est bon. Je ne me sépare jamais de mes médicaments où que je sois.

Quand il y a rupture de mes médicaments à l'hôpital de Kamsar, je suis obligée malgré les maigres moyens financiers de ma famille, de les acheter à la pharmacie à 50.000 GNF la bouteille d'Actrapid ou Insulatard. Je suis issue d'une famille pauvre. La bouteille me fait deux semaines.

En 2013, j'ai participé à la colonie des diabétiques à Mamou. Cette retrouvaille de cinq jours avec des personnes diabétiques et des médecins diabétologues avait pour but de nous former aux notions d'initiation et d'adaptation à un mode de vie heureux. Vivre heureux avec le diabète exige au jour le jour, le contrôle de sa glycémie, la prise des médicaments injectables, le respect du régime alimentaire, la pratique du sport. Nous avons été formés sur l'auto contrôle de la glycémie, l'auto injection des médicaments, le respect des heures de l'automédication. Le séjour était merveilleux ; je voulais qu'il soit prolongé.

Je conseille aux diabétiques d'être courageux, de respecter les consignes des médecins diabétologues ; c'est notre destin à nous. Aux parents d'enfants diabétiques, je conseille de bien s'occuper de leurs enfants. Ceux-ci sont inconscients de leur statut. Le diabète est une mauvaise maladie que je ne souhaite à personne.

Le diabète me donne la paresse, la fatigue, la transpiration

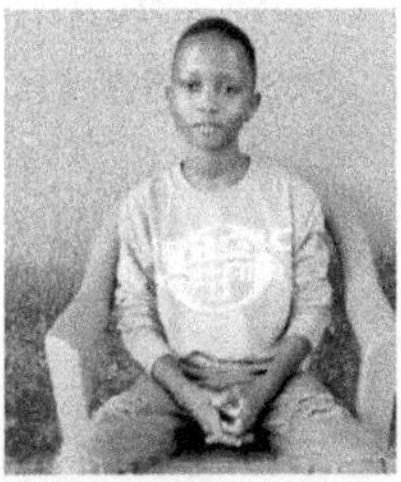

Salomon TOLNO, adolescent de 17 ans. Il fait la 10ème année au Groupe Scolaire « Lac-Leman ». Habitant au quartier « Briqueterie » dans la commune urbaine de Kankan.

Je m'appelle Salomon Tolno. J'ai 17 ans et je fais la 10ème année au Groupe Scolaire « Lac-Leman ». J'habite au quartier « Briqueterie » de la commune urbaine de Kankan.

C'est à l'âge de 12 ans, en 2015, alors que j'étais en 5ème année que j'ai su ma maladie appelée le diabète. Je suis le seul diabétique de ma famille.

J'habitais au quartier Farako 1 de Gueckédou ; je transpirais beaucoup ; la paresse me dominait ; je sentais des malaises, des douleurs abdominales, des maux de tête, des vertiges, mon ventre était ballonné.

Je suis tombé malade, puis j'ai fait quatre jours dans le coma ; mes parents m'ont envoyé à l'hôpital préfectoral de Gueckédou où j'ai fait une semaine d'hospitalisation.

La famille a appelé mon oncle qui est docteur à l'hôpital de Kankan, qui, à son tour, a contacté un docteur diabétologue de ce même Hôpital. Ce docteur diabétologue a donné des directives aux médecins de Gueckédou qui leur ont permis de me sortir du coma.

Les médecins m'ont prescrit des médicaments ; ils m'ont informé de mon nouveau régime alimentaire : le matin, je prends une nourriture légère : le café au lait avec sucre Saint Louis des diabétiques ; à midi, je mange le riz du pays « Barabara » ; le soir, des fois je mange la salade. Mon régime alimentaire est lié à mon statut de diabétique. Je ne mange pas les sauces à pâte d'arachide, ou de feuilles de manioc ainsi que le haricot ; je bois le jus de Soja. Chaque jour, je contrôle ma glycémie ; je m'auto injecte mes médicaments Actrapid : quatorze unités, le matin et midi ; et Insulatard ; dix-huit unités le soir avant les trois repas du jour.

Je pratique le sport à vélo à l'aller comme au retour de mon école, distante de mon domicile. À l'école, c'est mon ami Adama Aïssata Kourouma qui connait mon statut de diabétique.

En primaire, c'est mon maître qui était au courant de mon statut ; je m'isole pour m'auto injecter. Je n'aime pas me battre contre les gens.

Le diabète me fatigue beaucoup ; il me donne la paresse, la fatigue, la transpiration. J'ai un ventre ballonné qui s'aplatit petit-à-petit. D'aucuns me posent des questions sur le ballonnement de mon ventre, je ne donne aucune réponse. Je bois beaucoup d'eau ; j'urine beaucoup la journée, la nuit, même au lit. Mais à partir de la 7ème année, en 2017, je n'urine plus au lit.

Je suis tombé dans le coma à Gueckédou dans ma famille biologique. A cause de mon diabète, je réside à Kankan dans ma famille maternelle (grand-père et grand-mère) ; il est plus facile pour moi de vivre ici à cause de mon traitement médical au Service Diabétologie de l'Hôpital Régional de Kankan. Je fais mon contrôle médical à chaque dernier mardi du mois en cours. Mes médicaments injectables : Actrapid et Mixtard30 me sont remis gratuitement à l'hôpital de Kankan. Quand mon produit finit avant mon jour de contrôle, mon grand-père maternel ou mon oncle maternel me l'achète à la pharmacie à 65.000 GNF. L'acquisition des produits dépend de l'intensité de la glycémie le jour de mon contrôle médical mensuel à l'hôpital : si ma glycémie est basse, la dose est revue à la baisse ; si elle est élevée, la dose est rehaussée.

Chaque jeudi, de 9 heures à 11 heures à l'hôpital de Kankan, une retrouvaille des diabétiques et médecins diabétologues est organisée pour un échange d'expériences sur l'auto injection, le régime alimentaire, le contrôle de la glycémie. Nous recevons une éducation d'adaptation pour une vie heureuse avec le diabète. Mais à cause du Coronavirus, la retrouvaille est suspendue.

Le diabète est une maladie qui peut être très dangereuse, qui tue vite. Pour éviter la mort par le diabète, il faut appliquer la consigne des médecins diabétologues : au jour le jour et aux heures indiquées, il faut contrôler sa glycémie, s'auto injecter, respecter son régime alimentaire. Moi, je respecte scrupuleusement ces consignes qui me permettent de vivre heureux.

Vu mon statut de diabétique, je vais étudier pour être médecin en diabétologie. J'aime aider les parents, m'auto soigner et soigner les patients ; c'est une science qui développe l'intelligence.

Cette année, j'ai obtenu mon BEPC, à l'ouverture je m'inscris en 11ème année Sciences Expérimentales ; cette option devrait me conduire aux études de médecine.

Quand le diabète conduit à la gestion secrète de mon statut

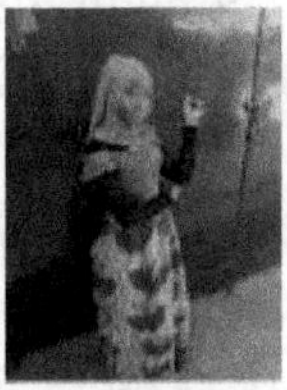

Manguet Condé, 19 ans, en 9ème année au collège Sinko de Beyla

Je m'appelle Manguet Condé. Je suis une jeune fille de 19 ans. Je fais la 9ème année au Collège de Sinko à Beyla. Je suis née à Diécké dans la préfecture de Yomou. C'est à l'âge de 13 ans en 2014 que j'ai su que je suis diabétique. Je suis la seule diabétique de ma famille.

À Diécké, je tombais souvent malade ; je me sentais faible, fatiguée, paresseuse avec les maux de tête ; je ne pouvais mener aucune activité ; même manger était un problème ; le malaise était de trop.

Un jour, mon père m'a envoyée au Centre de Santé de Diécké ; après ma consultation, le médecin a remis une note à mon père, que celui-ci a présentée à un autre médecin dudit centre de santé. Le médecin qui a lu la note était surpris ; il a informé mon père de la gravité de ma maladie. Il demande à mon père de me conduire directement à l'Hôpital Régional de N'Zérékoré pour mon hospitalisation. À 17 heures, nous quittons Diécké pour N'Zérékoré. Après ma consultation, le Docteur de l'hôpital de N'Zérékoré a demandé à mon père si dans notre famille il n'y a pas de diabétique ; mon père répond : « à ma connaissance non, peut-être les arrières grands-parents. ».

Après plus d'une semaine d'hospitalisation, les malaises se sont atténués. Je retourne à Diécké avec un glucomètre, de l'Insuline Actrapid et de l'Insulatard.

C'est à l'Hôpital de N'zérékoré que j'ai appris l'auto injection. Ainsi, tous les jours, matin et midi, je m'auto injecte Actrapid dix ou vingt unités ; Insulatard vingt-cinq ou vingt-six unités le soir. Les doses tiennent compte de ma glycémie au moment de la prise. Vu la distance Diécké — N'Zérékoré, longue de 60 kilomètres, ma consultation médicale s'effectue une fois tous les trois mois. La quantité d'Actrapid et Insulatard que je recevais pouvait tenir. En 2017, je quitte mes parents biologiques à Diécké pour Sinko chez mon oncle paternel, où je réside actuellement. Les raisons : mon père travaille à Diécké à la SOGUIPAH ; ma mère est rentrée au village à Worocia situé à 30 kilomètres de Sinko ; Ici à Sinko, situé à 146 kilomètres de N'Zérékoré, j'étudie et apprends la couture.

Je tombe rarement malade d'autres maladies. Je ne sens aucun malaise si je respecte la prise de mes médicaments. Je n'ai jamais connu le ballonnement de mon ventre. Mais quand je ne prends pas mes médicaments liés au diabète, je me sens faible.

On m'a dit de ne pas manger la viande, la bouillie, les aliments sucrés, la sauce à pâte d'arachide et à feuilles de manioc. Je bois le café au lait avec le sucre des diabétiques. Je mange le riz local « Barabara ». Je respecte mon régime alimentaire à cause de mon statut de diabétique.

Un médecin diabétologue m'a proposé de venir à Conakry pour participer à une retrouvaille des diabétiques à Coyah. La rencontre a duré une semaine. Les médecins diabétologues nous ont donné une éducation liée à notre statut de diabétique : le contrôle de la glycémie, l'auto injection des médicaments Actrapid et Insulatard, le respect du régime alimentaire, la pratique du sport, les visites guidées, la diminution du stress. Si le taux de glycémie est bas, on passe à table avant l'auto injection ; s'il est élevé, on s'auto injecte avant de passer à table pour manger. Ces médecins diabétologues nous ont appris des choses qui m'ont personnellement redonné l'espoir de vivre heureuse avec le diabète.

Je ne suis pas stigmatisée par l'entourage qui ne connait pas mon statut de diabétique. Je n'ai pas le courage d'informer les gens de ma maladie. Depuis mon retour de la rencontre de Coyah, je gère secrètement mon statut de diabétique. Seules ma famille biologique et une copine de l'école savent mon statut.

À midi, je sors de la classe pour m'auto injecter mes médicaments chez ma copine. Cette copine d'école fait la 12ème année, elle est intègre ; elle ne divulgue pas mon statut. Même à l'école je respecte mon régime alimentaire. Avec la prise des médicaments, je ne bois pas beaucoup ; je n'urine pas beaucoup non plus, alors qu'auparavant, la nuit, je pouvais aller plus de cinq fois aux toilettes pour uriner.

Dans le futur, je souhaite être un médecin diabétologue pour prendre soin de moi-même, de mes amis, de mes proches, des autres personnes diabétiques.

TÉMOIGNAGES DES SOIGNANTS

Retard diagnostique et poids de la maladie chronique sur un jeune

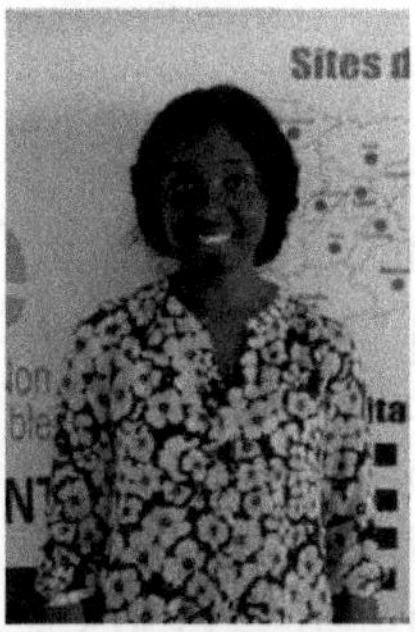

Amatoulaye Diallo, médecin au service de la Diabétologie à l'hôpital National Donka.

J'ai traité mon sujet de thèse sur l'itinéraire thérapeutique des jeunes diabétiques suivis dans la ville de Conakry. En effet, ce fut une aventure fructueuse, avec des histoires très émouvantes qui déclaraient le retard dans le diagnostic et la prise en charge des enfants et jeunes diabétiques dont le diagnostic était très souvent confondu avec d'autres pathologies tropicales.

Actuellement je participe à leur prise en charge grâce au programme Changing Diabetes in Children en Guinée, qui leur permettent d'avoir un traitement et un suivi gratuits jusqu'à un certain âge. Mais s'occuper de ces jeunes m'a permis d'avoir une autre vision et beaucoup d'expériences dans la Prise en charge d'un patient vivant avec une maladie chronique. Ils m'ont permis de comprendre que les soins ce n'est pas simplement le médicament, mais le partage de leur quotidien, et en réalité ce n'est pas toujours évident de les écouter sans être triste ou frustré à la fin de leur histoire avec et toujours le même problème qui est ce manque d'intégration dans la vie socioprofessionnelle et culturelle.

Le diabète de l'enfant reste une maladie grave qui mérite une attention soutenue du fait des difficultés d'accès aux soins. Ces jeunes doivent prendre de l'insuline pour rester en vie, donc se piquer trois (3) fois pour les uns, voire même cinq (5) fois par jour pour les autres, manger à des heures très strictes et grandir avec des ambitions et des rêves à réaliser. Cela demande un très grand courage et c'est à féliciter.

Vivre avec une maladie chronique est un poids pour toute personne et à plus forte raison pour un jeune. Mais le plus difficile dans le quotidien de ces jeunes diabétiques, c'est d'être rejeté par une société ou une communauté ou au pire par sa propre famille qui, au départ est censée nous épauler et nous accompagner dans les moments les plus durs.

Le diabète n'est pas une maladie contagieuse et n'est même plus une fatalité, et c'est ensemble que nous parviendrons à lutter contre cette maladie et les autres maladies chroniques.

Lutons tous contre la stigmatisation envers nos frères, sœurs et enfants vivants avec le diabète ou toute autre maladie chronique.

Je vous remercie.

Le diabète ne doit pas être un prétexte pour discriminer

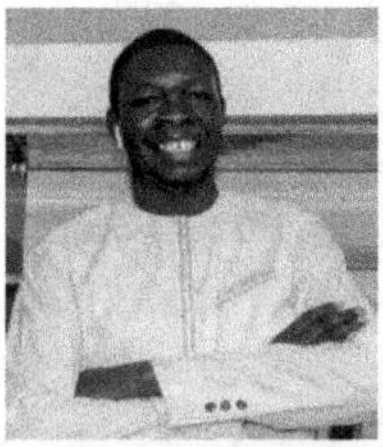

Dr Diakité El hadj Ibrahima Sory, médecin.

La première fois quand j'ai vu ce groupe de jeunes diabétiques, c'était exactement le 02 octobre 2020. J'avais déjà entendu parler d'eux par le biais d'une collègue médecin, qui se donne corps et âme pour ce groupe d'âge.

Un jour, j'ai décidé d'aller à la rencontre de ces jeunes au siège de la Fondation pour la lutte contre le diabète et les maladies non transmissibles sise au quartier Kipé, pour les écouter et communiquer avec eux autour d'une conférence axée sur leur sujet.

Loin d'imaginer que cette rencontre allait changer ma vie à jamais et ma perception du diabète. Je suis médecin et je pensais connaître presque tout de cette maladie, arrivé à la Fondation, j'ai été présenté comme médecin, conférencier avec pour objectif de partager mes quelques expériences dans l'animation et le discours. D'habitude, il m'est très aisé et facile de rectifier un discours et de l'animer, mais là j'étais en train d'apprendre autre chose, tellement l'émotion était forte.

Nous avons commencé par un tour de table afin de briser la glace. À chaque fois que ces jeunes se présentaient, ils ajoutaient ces deux mots « jeune diabétique ». Ou encore « je suis jeune diabétique ». Était-ce une façon pour eux de me rappeler leur état ou une manière d'accepter la maladie ? Dans les deux cas je voyais une preuve éloquente qu'ils ont assumé leur vie. Je n'avais plus besoin de leur parler d'estime de soi.

D'entrée de jeu, le gros du travail consistait à connaître le niveau de préparation et surtout écouter l'ensemble des discours et témoignages prévus. Au fur et à mesure que ces jeunes s'exprimaient, je mesurais la souffrance vécue. C'était sincère. Ils ont vécu des choses inimaginables, et parfois inacceptables. Ces jeunes ont lutté contre vents et marrées pour continuer à vivre, à leur place beaucoup auraient succomber. Car beaucoup d'entre eux se sont vus discriminés, abandonnés, repliés sur eux-mêmes et même humiliés.

Qui d'entre nous pourrait vivre cette souffrance ?

Comment sommes-nous arrivés là ?

Comment avons-nous accepté que la société rejette un enfant qui a juste eu une maladie ? Surtout une maladie non contagieuse.

Pourquoi une jeune fille diabétique ne mériterait-elle pas d'avoir un travail décent, ou un stage dans une entreprise ? Pourtant la personne diabétique peut bien travailler. Et dans nos sociétés en lieu et place d'aider une diabétique qui a fait une hypoglycémie, nous préférons la radier.

Comment une fille déjà fiancée peut-elle se voir empêchée de se marier juste parce qu'elle est diabétique ? Sommes-nous une société en dérive qui a perdu son humanité à l'égard des enfants ? Ces questions dénotent le manque d'informations et de sensibilisation de la population. Les acteurs de la santé ont failli à leur mission d'informer.

Les enfants diabétiques leaders sont extraordinaires, ils ont enduré des choses inimaginables, insupportables, mais continuent de résister pour sauver notre société. C'est le moment pour nous de les soutenir, d'encourager et surtout partager cette douleur.

J'écris ces quelques mots non seulement en tant que médecin, mais aussi acteur de cette société pour montrer mon attachement au respect de la personne humaine. Nos frères, sœurs, mères, pères et enfants ont beaucoup souffert moralement à cause de notre indifférence et notre mépris. Il est temps de se faire pardonner. Il est temps d'aimer. J'ose espérer que nous y arriverons.

Le diabète n'est pas une fatalité et ne doit pas être un prétexte pour discriminer.

Témoignage de Dr Diakité El hadj Ibrahima Sory

Impact émotionnel et social du diabète

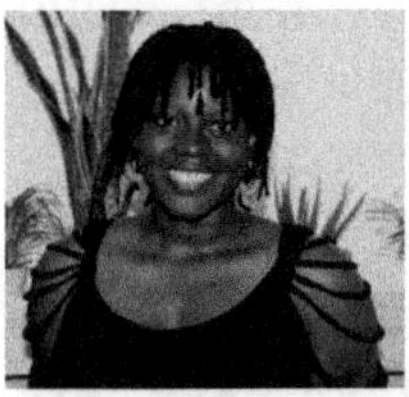

Fatou Sanogo, coach en communication orale.

Nous ne prenons pas conscience de la vie que les autres mènent, car nous ne posons pas un regard d'observateur qui nous permettra de comprendre.

Et pour comprendre nous devons faire appel à notre ouverture d'esprit, notre degré de compassion, notre envie d'aider, tout simplement notre humanité.

J'ai longtemps sillonné les hôpitaux durant mes études de médecine. J'ai reçu des cours sur le diabète durant mon cursus universitaire. J'ai rencontré des adultes diabétiques, j'ai même pris part à leur traitement. Le diabète n'est pas nouveau pour moi, mais ce dimanche matin-là j'ai pris une douche froide, car j'ai appris à voir autrement. J'étais allée dans l'optique de partager mon savoir-faire en communication avec des jeunes leaders diabétiques pour la préparation de leur conférence sur la stigmatisation du diabète. Je suis ressortie de cette salle riche en connaissance de surcroît, j'ai pris conscience qu'au-delà de la difficulté somatique de la maladie, son impact émotionnel et sociologique ne doit pas être laissé en marge.

J'ai rencontré des jeunes disciplinés qui portent sur leurs épaules le poids d'une maladie, mais qui ont trouvé la force et l'audace de croire en leur rêve et partager leur peine.

Des histoires aussi tristes les unes que les autres, mais au-delà de cette tristesse qui régnait dans cette salle, il y avait l'espoir. L'espoir que leur message viendra nous trouver et que nous en ferons bon usage.

J'ai été particulièrement marquée par la difficulté de leur intégration professionnelle, chose qui ne doit pas exister. Nous devons tous participer à lutter contre cette stigmatisation afin que les efforts fournis par ces jeunes durant leur parcours universitaire puissent être récompensés par un emploi ou un accompagnement dans le domaine de l'entrepreneuriat.

Je m'engage à lutter contre la stigmatisation des diabétiques et à apporter mon aide pour leur intégration socioprofessionnelle.

Témoignage de Fatou Sanogo, Coach en communication orale

Mon engagement/combat aux côtés des enfants diabétiques et leurs familles

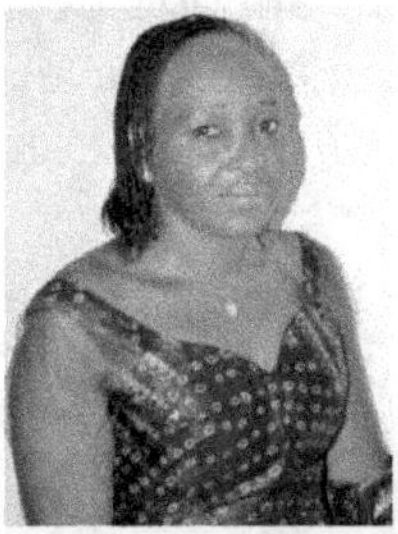

Oumou Sow, infirmière.

Je m'appelle Oumou Sow, j'ai 32 ans. Je suis infirmière d'État spécialisée dans le diabète de type 1, Nutrition et Promotion de la Santé au Service Pédiatrie de l'Hôpital Donka, Unité Diabétologie Pédiatrique transférée à Enta Fassa.

De 2008 à 2010, j'ai fait mon stage à l'Institut de Nutrition et de Santé de l'Enfant (INSE) de l'Hôpital Donka. J'ai été recrutée en 2010 et j'ai participé à la mise en place de l'Unité de Diabétologie Pédiatrique de l'Hôpital Donka, formellement installée le 28 février 2011.

De cette date à nos jours, je m'occupe des enfants diabétiques. Ces enfants ont une maladie chronique qui les oblige à prendre l'Insuline toute leur vie pour être heureux.

La majorité de ces enfants diabétiques sont issus de familles pauvres, illettrées et vivent avec leurs tuteurs. Imaginez-vous des patients qui disent lors de leur contrôle : « je prends mon médicament, mais je n'ai pas de quoi manger ; je n'ai pas le transport pour le retour ; j'en ai marre de me piquer ; dans ma famille, je suis le seul à le faire ; je suis stigmatisé, donc j'arrête tout ». Ces actes peuvent produire des conséquences très graves. Il est de donc de notre devoir de les encourager pour qu'ils adoptent un mode de vie qui leur est favorable.

Mes actions médicales en faveur des enfants diabétiques produisent une interactivité sociale. Je me suis engagée à les accompagner à travers leur santé, leurs études, leur métier et montrer ainsi leur utilité dans la société. Je les considère comme mes propres enfants. Je leur apporte des conseils médicaux : la prise de l'insuline au jour le jour et aux heures indiquées, le respect du régime alimentaire, le contrôle de la glycémie.

Notre population n'a pas toutes les informations liées au mode de vie d'un diabétique. Presque partout, ces enfants diabétiques sont écartés des activités sportives par méconnaissance du comportement qu'ils doivent adopter pour la pratique du sport.

Dans notre culture, rares sont les filles diabétiques qui sont mariées. Or, une personne non porteuse de diabète avant le mariage peut l'être dans le mariage. Renvoyer une femme de son foyer à cause d'une maladie contractée chez son époux n'est pas humain.

À titre d'exemple, le mariage d'une parente diabétique fut avorté à quelques jours de sa célébration ; le monsieur se marie à une autre fille qui contracte le diabète juste une semaine après leur mariage ; des problèmes ont surgi et le divorce a été l'unique solution trouvée par le monsieur. Pourtant, l'expérience a montré que des parents non porteurs peuvent avoir des enfants diabétiques ou des parents porteurs peuvent avoir des enfants non diabétiques.

Pour vivre avec le diabète, il faut savoir maîtriser l'Insuline et le régime alimentaire.

Nous devons nous débarrasser des préjugés liés au diabète. Nous, diabétologues, nous avons montré aux parents qu'il est possible de vivre avec les personnes diabétiques ; nous organisons des retrouvailles pour partager les expériences, partager les mêmes repas, pratiquer le sport ensemble. Cet exemple vient de nous, qui ne sommes pas diabétiques. J'ai dix années de vie commune avec les personnes diabétiques à l'hôpital, à la maison, dans les affaires sociales sans que je ne sois diabétique. Donc le diabète n'est pas une maladie contagieuse. Actuellement, grâce aux efforts fournis, les écoliers diabétiques sont bien suivis par l'encadrement scolaire.

Un médecin diabétologue est ma source d'inspiration en faveur de ces enfants diabétiques ; je pourrais le qualifier de philanthrope ; ses savoirs et avoirs sont destinés aux malades. Grâce à ses efforts, le Programme « Changer l'avenir des enfants diabétiques en Guinée » reçoit du laboratoire « Novo Nordisk » à travers le Ministère de la Santé, les supports du traitement de la maladie que sont le glucomètre, les bandelettes ; l'insuline : Actrapid, Insulatard, Mixtard30.

Des enfants atteints de diabète meurent prématurément à domicile parce que leurs parents ignorent l'existence d'un traitement médical scientifique. Les symptômes d'un enfant diabétique se manifestent par le dépérissement, l'absorption d'une grande quantité d'eau, manger trop et uriner beaucoup. En cas d'hypoglycémie, l'enfant devient très faible, paresseux et ne peut même pas marcher. L'hypoglycémie est immédiate ; il faudrait donc agir vite et bien, au risque de complications potentiellement graves. L'arme facile contre l'hypoglycémie, c'est avoir toujours du sucre « Saint Louis » sur soi.

Je conseille aux parents de bien veiller sur leurs enfants diabétiques pour une meilleure réussite du traitement de la maladie.

PARTIE ÉDUCATIVE DU LIVRE

Pour répondre à quelques soucis soulevés dans le livre : cause du diabète, alimentation, hypoglycémie, mariage, travail, isolement ....

– Le diabète de l'enfant n'est pas dû à une mauvaise alimentation, à une consommation exagérée de sucre, à un mauvais comportement. Ce n'est pas la faute de l'enfant, ni de sa famille.

– Le diabète est une réalité qui nous touche tous, du nouveau-né à la personne âgée, homme et femme. Il n'est pas contagieux. Vivre, jouer et manger avec une personne diabétique n'augmente pas le risque de devenir soit même diabétique.

– Le traitement du diabète de l'enfant consiste principalement à remplacer ce qui n'existe plus, que le corps ne fabrique plus du fait de la maladie : l'insuline. C'est donc le remplacement de ce qui n'existe plus dans le corps mais qui est indispensable à la vie. Tout le défi consiste à apprendre, à adapter la quantité d'insuline à la vie de l'enfant. Cette adaptation se fait automatiquement dans le corps de la personne non diabétique.

– Il s'agit par un calcul d'anticiper la quantité d'insuline à injecter pour tenir compte des besoins eux même globalement dépendant de l'alimentation, du niveau de l'activité physique et d'éventuels éléments concomitants comme une autre maladie.

– Cet apprentissage à adapter le traitement par insuline, sans jamais l'arrêter, est essentiel. La pratique des injections d'insuline par la personne elle-même est un élément clé des soins. C'est une compétence dont les soignants facilitent l'acquisition le plus tôt possible pour rendre sa liberté au patient. Avant l'âge de la maturité il doit être conduit sous la responsabilité d'un adulte, mais tout en laissant une grande autonomie à l'enfant.

– Le risque de survenue d'hypoglycémies (baisse trop importante du sucre dans le sang) est inséparable de la pratique du traitement par insuline. En effet, le calcul réalisé peut ne pas toujours tomber juste car il y a beaucoup d'impondérables. Le plus important est que ces hypoglycémies ne gênent pas la vie par leur fréquence ou leur gravité.

– La fréquence et la gravité des hypoglycémies sont très largement dépendantes du degré d'autonomie de la personne et de son entourage notamment pour les enfants, de sa capacité à comprendre et anticiper, et de la qualité de l'insuline utilisée.

– Les régimes ne sont pas recommandés pour traiter le diabète des enfants. Ils sont illogiques et potentiellement nuisibles. L'essentiel est de disposer d'une alimentation équilibrée et variée qui apporte à l'enfant tout ce dont il a besoin pour bien se développer et faire ses activités. Cette hygiène alimentaire, indiquée pour tous, est plus importante évidemment à considérer face au diabète. Elle suppose le rejet d'une alimentation trop sucrée, trop salée ou trop grasse. Elle recommande 3 repas par jour, voire des collations selon l'âge, avec une ration suffisante de fruits et légumes et laitages.

– Le diabète en soi n'empêche pas de réaliser ses rêves, d'aller à l'école, apprendre un métier, fonder une famille et avoir des enfants. Les personnes diabétiques ont les mêmes capacités physiques, intellectuelles et morales que les autres. Certaines activités ou métiers sont déconseillés du fait des risques liés à l'hypoglycémie.

Structures éditoriales du groupe L'Harmattan

L'Harmattan Italie
Via degli Artisti, 15
10124 Torino
harmattan.italia@gmail.com

L'Harmattan Hongrie
Kossuth l. u. 14-16.
1053 Budapest
harmattan@harmattan.hu

L'Harmattan Sénégal
10 VDN en face Mermoz
BP 45034 Dakar-Fann
senharmattan@gmail.com

L'Harmattan Cameroun
TSINGA/FECAFOOT
BP 11486 Yaoundé
inkoukam@gmail.com

L'Harmattan Burkina Faso
Achille Somé – tengnule@hotmail.fr

L'Harmattan Guinée
Almamya, rue KA 028 OKB Agency
BP 3470 Conakry
harmattanguinee@yahoo.fr

L'Harmattan RDC
185, avenue Nyangwe
Commune de Lingwala – Kinshasa
matangilamusadila@yahoo.fr

L'Harmattan Congo
67, boulevard Denis-Sassou-N'Guesso
BP 2874 Brazzaville
harmattan.congo@yahoo.fr

L'Harmattan Mali
Sirakoro-Meguetana V31
Bamako
syllaka@yahoo.fr

L'Harmattan Togo
Djidjole – Lomé
Maison Amela
face EPP BATOME
ddamela@aol.com

L'Harmattan Côte d'Ivoire
Résidence Karl – Cité des Arts
Abidjan-Cocody
03 BP 1588 Abidjan
espace_harmattan.ci@hotmail.fr

L'Harmattan Algérie
22, rue Moulay-Mohamed
31000 Oran
info2@harmattan-algerie.com

L'Harmattan Maroc
5, rue Ferrane-Kouicha, Talaâ-Elkbira
Chrableyine, Fès-Médine
30000 Fès
harmattan.maroc@gmail.com

Nos librairies en France

Librairie internationale
16, rue des Écoles – 75005 Paris
librairie.internationale@harmattan.fr
01 40 46 79 11
www.librairieharmattan.com

Lib. sciences humaines & histoire
21, rue des Écoles – 75005 paris
librairie.sh@harmattan.fr
01 46 34 13 71
www.librairieharmattansh.com

Librairie l'Espace Harmattan
21 bis, rue des Écoles – 75005 paris
librairie.espace@harmattan.fr
01 43 29 49 42

Lib. Méditerranée & Moyen-Orient
7, rue des Carmes – 75005 Paris
librairie.mediterranee@harmattan.fr
01 43 29 71 15

Librairie Le Lucernaire
53, rue Notre-Dame-des-Champs – 75006 Paris
librairie@lucernaire.fr
01 42 22 67 13

www.ingramcontent.com/pod-product-compliance
Lightning Source LLC
LaVergne TN
LVHW051102051026
849532LV00004BB/1397